Alexandre Herzen

Le cerveau et l'activité cérébrale au point de vue psycho-physiologique

Elibron Classics
www.elibron.com

Elibron Classics series.

ISBN 1-4212-3584-6 (paperback)
ISBN 1-4212-3583-8 (hardcover)

This Elibron Classics Replica Edition is an unabridged facsimile of the edition published in 1887 by J.-B. Baillière et fils, Paris.

BIBLIOTHÈQUE SCIENTIFIQUE CONTEMPORAINE

LE CERVEAU

ET

L'ACTIVITÉ CÉRÉBRALE

AU POINT DE VUE PSYCHO-PHYSIOLOGIQUE

IMPRIMERIE ÉMILE COLIN, A SAINT-GERMAIN.

LE CERVEAU

ET

L'ACTIVITÉ CÉRÉBRALE

AU POINT DE VUE PSYCHO-PHYSIOLOGIQUE

PAR

ALEXANDRE HERZEN

Professeur de Physiologie à l'Académie de Lausanne.
Membre correspondant
De la Société de Psychologie physiologique de Paris.
Membre honoraire
de la Société de physique et d'histoire naturelle de Genève.

PARIS
LIBRAIRIE J.-B. BAILLIÈRE ET FILS
19, RUE HAUTEFEUILLE, près du boulevard Saint-Germain

1887

LE CERVEAU

ET

L'ACTIVITÉ CÉRÉBRALE

AU POINT DE VUE PSYCHO-PHYSIOLOGIQUE

INTRODUCTION

§ I. — *Monisme et Dualisme.*

Les différentes conceptions du monde se ramènent toutes aux deux systèmes fondamentaux connus sous le nom de *monisme* et de *dualisme*. Le monisme attribue tous les phénomènes de l'univers, y compris les phénomènes psychiques, aux modifications ou affections *d'une seule essence inconnue ;* le dualisme, au contraire, les attribue à *deux essences différentes* qu'il prétend connaître : la force et la matière le corps et l'âme. Or, non seulement ces deux hypothèses ne sont pas démontrées scientifiquement, mais elles sont aussi indémontrables l'une que l'autre; car il faudrait pour pouvoir démontrer l'une d'elles connaître *l'essence même* des choses, qui est inaccessible à notre intelligence. Chacun peut, par conséquent, choisir entre le dualisme et le monisme et adopter celui qui convient le mieux à sa manière de raisonner et de sentir; être dualiste ou moniste, ce n'est pas reconnaître un fait ou une conclusion scientifique; c'est *croire* à une théorie ou à une autre; c'est un acte de foi.

En effet, la science ne démontre d'une façon absolument certaine que le *fait* de la simultanéité et de la corrélativité constantes et nécessaires de la vibration nerveuse et de l'activité mentale; elle en fait ainsi deux phénomènes inséparables, devant toujours se manifester ensemble et ne pouvant avoir lieu l'un sans l'autre; mais elle ne peut en aucune façon décider si l'activité de l'esprit et la vibration nerveuse sont *une seule et même chose* ou *deux choses distinctes*, rivées l'une à l'autre par une mystérieuse et inconcevable harmonie préétablie. A ce sujet il ne saurait y avoir de preuves positives, puisque, pour les fournir, il faudrait pouvoir pénétrer l'essence des choses.

Il est donc bien entendu que les deux systèmes sont hypothétiques et n'atteindront probablement jamais à une certitude complète, mais seulement à une probabilité plus ou moins grande.

Personnellement, je préfère le monisme, parce qu'il m'apparaît comme plus conforme à l'ensemble de nos connaissances physico-chimiques et psycho-physiologiques, et par conséquent moins illusoire et moins subjectif.

D'autres préféreront sans doute le dualisme, — et ils en ont le droit, pourvu qu'ils ne se mettent par en contradiction avec les données de la science, autrement leur dualisme ne saurait subsister. Aujourd'hui tout ce qui ne s'appuie pas sur des faits positifs, succombe, peut-être lentement, mais infailliblement.

Mais si on peut, sans déroger à la logique et sans fouler aux pieds les données positives de la science, être moniste ou dualiste, *on ne peut pas l'être à moitié;* car, d'une part, en partant du témoignage de la conscience, en se refusant à la réduction de l'intelligence, du sentiment et de la volonté à des formes particulières de vibrations nerveuses, on *peut* admettre une essence mmatérielle, simple, inétendue, spirituelle, comme substratum des phénomènes mentaux; mais alors on *doit*, pour être conséquent, étendre sa manière de voir à tous les phénomènes physiologiques, chimiques, physiques, et admettre une substance immatérielle comme ressort intime de la nutrition, de l'affinité, de la chaleur, etc., puisque la science ne nous indique nulle part une ligne de démarcation d'un côté de laquelle il y aurait deux essences et de l'autre une seule. D'autre part, en partant des données de la physique et de la chimie, en reconnaissant qu'elles tendent à écarter l'hypothèse dualistique en même temps qu'elles viennent à l'appui de l'hypothèse monistique, on *peut* admettre cette dernière; mais alors on *doit* logiquement arriver à la conclusion qu'elle conserve toute sa valeur vis-à-vis des phénomènes physiologiques et psychiques, — et cela pour la même raison.

Néanmoins, il y a des gens qui croient être dans le vrai en étant à la fois à demi monistes et à demi dualistes; ils sont monistes en physique et en chimie, dualistes en physiologie et en psychologie; ils craignent d'étendre leur dualisme aux premières et ils ont peur d'étendre leur monisme aux dernières; en ce qui concerne la psychologie surtout, ils se règlent non pas d'après des données scientifiques, mais d'après des arguments que leur suggère la plus antiscientifique des méthodes: celle qui consiste à adopter ou à rejeter une conclusion *selon les conséquences* qu'on suppose devoir en résulter: « ils stigmatisent, ainsi que Lewes l'a si bien dit, toute opposition comme fausse, sous prétexte qu'elle est dégradante, et non pas comme dégradante parce qu'elle est fausse. » Ils oublient:

1° Que la science n'a rien à démêler avec les conséquences sociales, juridiques, morales ou religieuses de ses conclusions;

2° Que quelles que puissent être ces conséquences elles ne peuvent en aucune façon infirmer les preuves expérimentales ou logiques d'une conclusion scientifiquement établie;

3° Que si ces preuves existent, et sont suffisantes, on est forcé, sous peine d'abdication intellectuelle, d'admettre ce qu'elles démontrent, quelles que puissent en être les conséquences.

Mais ils oublient encore une chose très importante ; c'est que les conséquences du monisme, et celles du dualisme sont *exactement les même s* à moins qu'on ne renonce à tout ce que nous apprend la science positive. En effet, ce que la science nous démontre d'une manière complète et définitive, ce n'est pas l'existence ou la non-existence de « l'âme » comme substance immatérielle, avec tous les attributs que lui accordent les spiritualistes ; c'est, je le répète, le *fait* que outes les fois qu'il y a activité psychique, il y a en même temps vibration nerveuse ou, inversement, toutes les fois qu'il y a vibration nerveuse il y a en même temps activité psychique ; ou bien en d'autres termes que certaines vibrations nerveuses sont la condition physique absolue des phénomènes mentaux, de même que ces phénomènes sont la condition psychologique absolue de ces vibrations ; c'est-à-dire, en somme, qu'il y a coexistence et corrélation parfaites entre les uns et les autres.

Ce fait, comme tel, doit être reconnu aussi bien par les dualistes que par les monistes ; là-dessus ils *doivent* être d'accord ; le désaccord n'est permis que dans l'*explication* du fait ; les uns et les autres peuvent l'expliquer conformément à leur *credo* :

Les dualistes diront que les vibrations nerveuses ne *constituent* pas l'activité psychique, mais l'*accompagnent* seulement, et n'en sont que la manifestation phénoménale, physique, la série physique et la série psychique marchant toujours de front, en vertu d'une harmonie préétablie;

Les monistes diront que l'activité psychique n'est pas due à une essence à part, qui ferait vibrer les éléments nerveux comme un musicien fait vibrer les cordes de son instrument; qu'il n'y a pas *deux* séries, mais *une seule :* la série psychophysique, que la psychicité n'est pas autre chose que le son rendu par l'instrument et que, par conséquent, les vibrations nerveuses la constituent et ne l'accompagnent pas seulement.

Or, abstraction faite de l'impossibilité de démontrer l'existence de l'hypothétique substance immatérielle, qui jouerait de la substance matérielle, également hypothétique, comme d'un instrument; abstraction faite de l'impossibilité d'expliquer le « commerce du corps et de l'âme », c'est-à-dire comment un fait physique devient un fait mental, ou comment un fait mental devient un fait physique; abstraction faite de tout ce qu'il y a de singulier, d'arbitraire, de fantaisiste et de fort semblable à un *pis-aller* philosophique dans la théorie de l'harmonie préétablie, — je soutiens que si le monisme entraîne la négation de la doctrine des « commencements absolus » en général, et en particulier de la spontanéité des êtres vivants, (ainsi que de son épanouissement évolutif, de la liberté de la volonté), et s'il entraîne aussi la négation de la continuation de l'existence individuelle après la désagrégation de l'individu; je soutiens, dis-je, que le dualisme entraîne exactement les mêmes conséquences.

Admettons, en effet, pour un instant, que l'activité de l'âme n'est pas *constituée*, mais simplement *accompagnée* par les vibrations nerveuses; ces vibrations en sont un accompagnement *nécessaire*, puisque les deux séries sont liées par l'harmonie préétablie, sans laquelle tout le système s'écroule; le lien qui les unit est indissoluble et éternel; or, la série physique étant irrévocablement soumise aux lois immuables qui la régissent, et l'enchaînement causal des phénomènes qui lui appartiennent ne pouvant être interrompu un seul instant, il est clair que la série psychique est forcée de suivre les mêmes vicissitudes, qu'elle est soumise aux mêmes nécessités; — et cela même dans le cas où l'on admettrait que, dans le mariage des deux essences, l'initiative appartient au musicien jouant de l'instrument corporel : comme l'instrument ne rend que des séries nécessaires, le musicien ne procède évidemment que par séries nécessaires; il *doit* jouer ce qu'il joue et ne peut pas improviser; autrement la série physique accuserait les improvisations par des irrégularités, échappant à la suite nécessaire des conséquents et des antécédents, — ce qui est impossible; l'hypothèse de l'initiative spirituelle, loin d'affranchir l'âme de la loi de la causalité absolue, prouverait que la nécessité universelle provient de l'esprit et non de la matière. D'ailleurs il faudrait, pour qu'une pareille hypothèse soit admissible, que l'influence exercée par le moral sur le physique l'emportât évidemment sur celle qu'exerce le physique sur le moral, — ce qui n'a pas lieu : au contraire, ils marchent toujours ensemble; ils naissent ensemble, ils se développent ensemble, il se détériorent ensemble, et toutes les fois qu'ils agissent ils le font tous les deux au même instant : donc le dualisme ne sauve ni la spontanéité, ni la liberté, ni l'immortalité. Tant il est vrai que Leibniz, l'inventeur de l'harmonie préétablie, était franchement déterministe, de même que saint Augustin et Martin Luther.

Je ne vois pas comment on peut sortir de là, à moins qu'on ne se décide à jeter par-dessus bord la seule théorie qui rende le dualisme possible : l'harmonie préétablie elle-même ; c'est-à-dire à nier l'existence du lien intime et réciproque entre le physique et le moral ; ce qu'on ne peut faire qu'à une seule condition : celle de fermer les yeux pour ne pas voir. Et dire qu'il y a des gens qui se soumettent de bon gré à cette condition humiliante et qui préfèrent la cécité volontaire à la vue des choses telles qu'elles sont, ou du moins telles que nous pouvons les voir, en usant de tous les moyens possibles pour les voir de plus près ! « Les phénomènes moraux, disent-ils, ne sont pas de ceux qu'on analyse; il faut au contraire se bien garder de les analyser, car en les analysant on les dénature; nous devons malgré tout croire à la liberté et à l'immortalité; nous ne devons pas même désirer qu'elles soient démontrées, car si elles l'étaient elles perdraient leurs charmes, — bien plus, elles cesseraient d'être ». *Credo, quia absurdum!* Cela n'est-il pas tout simplement le suicide scientifique ?

Analysons, au contraire, tout ce que nous pouvons analyser, et surtout ne craignons pas d'analyser les phénomènes psychiques complexes qui nous sont offerts par les représentants les plus parfaits des différents types d'animaux et particulièrement par l'espèce humaine, car c'est seulement par l'analyse qu'on s'affranchit de la croyance, c'est-à-dire du préjugé, et qu'on arrive à l'entendement, c'est-à-dire à la connaissance; or plus nous analysons les phénomènes moraux, aussi bien dans leurs manifestations les moins parfaites que dans les plus élevées, plus aussi nous nous persuadons que, loin de reposer sur la base chancelante d'abstractions insaisissables, ils sont solidement ancrés sur les deux fonctions primordiales de tout ce qui vit : la nutrition ou conservation de l'individu, source de l'égoïsme, et la reproduction, ou conservation de l'espèce, source de l'altruisme. L'évolution qui a enfanté l'homme, l'a forcément doué d'une structure psychique correspondant à sa structure physique; toutes les deux peuvent être sujettes à des défaillances et à des monstruosités individuelles, mais toutes les deux sont un apanage inaliénable de l'espèce; voilà pourquoi les théories plus ou moins vraisemblables que nous formulons sur leur origine et sur leur essence ne parviennent pas à les ébranler; voilà pourquoi l'homme — ange déchu ou singe perfectionné — est tout simplement l'homme; voilà pourquoi, chez tout homme bien né, fût-il même un philosophe pessimiste, nous retrouvons gravée au fond du cœur cette noble devise : tout être qui souffre est également près de mon cœur!

Et maintenant, deux mots sur le but et le plan du présent travail.

Malgré le nombre considérable d'excellents ouvrages sur la psycho-physiologie, qui ont été publiés dans les dernières années par des auteurs de renom, j'espère qu'on ne trouvera pas ce travail superflu.

Son but est de combler une lacune, qui me paraît exister dans la plupart de ces ouvrages : la psycho-physiologie *générale* y manque tout à fait, ou en très grande partie ; quelques-uns donnent, il est vrai, la démonstration phylogénétique, ontogénétique, physiologique et pathologique du lien intime et réciproque entre le physique et le moral, mais aucun ne traite d'une façon suffisante la partie selon moi la plus importante, celle qui doit fournir les preuves du fait fondamental sur lequel repose toute psychologie scientifique ; ce fait, c'est qu'il n'y a point d'activité psychique sans mouvement moléculaire corrélatif des éléments nerveux ; tout le reste n'est qu'une conséquence logique, qui découle de ce fait directement et forcément ; il est donc de la plus haute importance de se bien convaincre que cette base indispensable est véritablement acquise, avec toute la rigueur d'une démonstration scientifique.

Dans la première partie de ce travail, je m'attacherai à donner les preuves *inductives* (indirecte et directe) de cette assertion ;

Dans la seconde, j'examinerai les trois corollaires qui en découlent et dont la vérification en constitue les preuves *déductives;*

Enfin, dans la troisième, j'étudierai les conditions selon lesquelles l'activité nerveuse centrale est consciente ou ne l'est pas.

Si je ne m'abuse, j'aurai de cette manière construit au moins l'échafaudage de la psycho-physiologie générale.

Mais j'ai hâte d'ajouter que mon échafaudage sera incomplet, et de signaler sa principale lacune : il lui manque un exposé suffisant du *mécanisme de la vie de relation* en général et spécialement *de la vie psychique*, mécanisme qui se réduit, abstraction faite des organes auxiliaires de réception et de restitution, au mécanisme des centres nerveux, *à l'action réflexe.*

Je n'ai pas cru nécessaire de faire cet exposé, parce qu'il occupe une place considérable dans tous les ouvrages modernes de psycho-physiologie et de psycho-pathologie; cependant, comme il y a entre les différents auteurs des divergences assez importantes relativement à la manière de concevoir le fonctionnement de ce mécanisme et à l'identification plus ou moins complète de ce fonctionnement avec l'activité psychique, je tiens à donner au moins le sommaire du chapitre que je ne fais pas, afin de bien accentuer mes idées à ce sujet et de fournir au lecteur un aperçu qui lui servira de point de repère.

« La vie psychique de l'homme et des animaux, dit Griesinger, commence dans les organes des sens et son courant perpétuel jaillit au dehors par l'intermédiaire des organes du mouvement ; le type de la métamorphose de l'irritation sensitive en impulsion motrice est l'*action réflexe*, avec ou sans perception sensitive. »

On désigne par *action réflexe* la série suivante de phénomènes :

1° Impression externe (mouvements reçus du dehors par l'intermédiaire des parties sensibles de l'organisme) ;

2° Transmission centripète de l'ébranlement au moyen des fibres nerveuses qui relient la périphérie avec les éléments nerveux centraux ;

3° Réaction interne (au sein des éléments centraux sensitifs dont l'activité peut dans certaines conditions être accompagnée de conscience et aboutit toujours, en fin de compte, à une excitation des éléments centraux moteurs) ;

4° Transmission centrifuge au moyen des

fibres qui relient les centres moteurs aux muscles);

5° Réaction externe (contraction d'un muscle ou d'un groupe de muscles : mouvements restitués).

La fonction qui dans cette série est dévolue aux centres nerveux consiste justement à *rendre*, sous forme d'impulsion motrice centrifuge, l'impulsion centripète (éventuellement sensitive) qu'ils reçoivent, à la *réfléchir* en un mot : grâce à eux, le mouvement reçu est modifié et restitué. En réalité, ce mécanisme est excessivement complexe, à cause de la multiplicité de ses éléments, de la multiplicité de leurs intercommunications et de la mulplicité des conditions qui influent sur son jeu. L'organisme, il est vrai, ne reçoit du dehors que du mouvement, mais il le reçoit sous des formes différentes : ce sont tantôt des mouvements de masse (ou *molétaires*, comme on devrait dire par opposition aux mouvements moléculaires), tantôt des ondulations sonores, des vibrations calorifiques, lumineuses ou autres, tantôt des mouvements chimiques (saveurs et odeurs). A toutes ces impressions, selon leur quantité, selon leurs combinaisons infiniment variées et selon l'état dans lequel il se trouve au moment où elles le frappent, l'organisme réagit par différentes réactions *internes* et par différentes réactions *externes;* les premières, lorsqu'elles ne sont pas inconscientes, sont constituées par les *sensations* qu'il éprouve, aussi variées que les impressions qui les produisent et souvent accompagnées des « pseudo-sensations » ou *sensations réflexes* (1) qu'elles éveillent et que l'on appelle habituellement *images*, *souvenirs*, *représentations*, *idées;* les dernières sont constituées par des groupes et des séries de contractions musculaires, aussi variées que les actions automatiques, instinctives et volontaires des êtres vivants.

Le cerveau reçoit sans cesse un flot de vibrations nerveuses centripètes et rend sans cesse un flot de vibrations centrifuges; mais ces dernières ne proviennent pas toujours *directement* des premières; entre l'action et la réaction externes il se passe souvent un travail interne,

(1) L'expression de *pseudo*-sensation a été proposée par M. Victor Egger, dans son excellent ouvrage sur la *parole intérieure;* je préfère l'expression plus physiologique de sensations *réflexes,* car elles sont réellement *réflexes* et ne sont *pseudo* qu'en tant qu'elles n'ont point d'objet extérieur.

consistant en groupes et en séries de sensations réflexes qui apparaissent et se suivent conformément aux lois de « l'*association des idées* » et qui constituent la vie psychique proprement dite. La sensation réflexe est le phénomène fondamental et caractéristique de la psychicité ; *sans elle*, la réaction motrice est automatique, purement mécanique, comme la plupart des réflexes spinaux ; *avec elle*, elle est plus ou moins consciente, plus ou moins volontaire et plus ou moins intelligente, comme la plupart des réflexes cérébraux.

Chaque élément central sensitif, ébranlé par une impression, peut communiquer son ébranlement à *tous* les autres éléments centraux, aussi bien à d'autres éléments sensitifs qu'à des éléments moteurs, et donner lieu ainsi tantôt à un *mouvement* réflexe, tantôt à une *sensation* réflexe, qui peut à son tour donner lieu à une réaction psychique ou à une réaction musculaire.

Somme toute : les impressions externes, amenées par les nerfs afférents, ébranlent une foule d'éléments centraux et l'ébranlement de ces éléments, conscient ou inconscient, a devant lui trois débouchés possibles :

1° *Le débouché musculaire* (à effets surtout mécaniques).

Tonicité ou semi-contraction presque permanente de tous les muscles et contractions effectives, rapides, intermittentes, de quelques-uns d'entre eux, constituant l'activité extérieure de l'être.

2° *Le débouché viscéral* (à effets surtout chimiques).

Mouvements du thorax, du cœur, de l'intestin, etc., ralentis ou accélérés; constriction ou dilatation vasculaire; sécrétions augmentées ou diminuées; absorption favorisée ou empêchée; (les influences « du moral sur le physique » appartiennent aux réflexes de cette catégorie).

3° *Le débouché intracérébral ou intercentral* (à effets surtout psychiques).

Sensations réflexes et reviviscences de sensations passées en rapport avec les présentes; en d'autres termes, mémoire, pensée, sentiments, volitions, le tout aboutissant quand même à l'ébranlement d'éléments centraux moteurs, et par eux à des effets musculaires de la catégorie végétative, ou de la catégorie animale, ou des deux en même temps.

Ces trois débouchés correspondent aux trois formes de réflexes (mécaniques, chimiques et psychiques), qui sont continuellement et simultanément en jeu dans l'organisme, les uns prédominant sur les autres, et tous subissant des hausses et des baisses, selon les circonstances extérieures les plus variées et selon les conditions intérieures les plus hétérogènes, physiologiques et pathologiques ; parmi ces dernières, l'état de la nutrition générale et des différents viscères occupe une place importante, car c'est à lui qu'est due « l'influence du physique sur le moral ».

§ II. — *Méthode à suivre.*

Il est hors de doute que l'intelligence procède par la double voie de l'induction et de la déduction ; vouloir exclure l'une ou l'autre de ces deux sources de notre savoir serait folie ; toute connaissance commence par l'induction et finit par la déduction : du particulier on induit le général, du général on déduit le particulier ; tel est le mode de procéder de l'intelligence de l'enfant, comme de l'intelligence du savant ; la différence ne réside que dans la qualité des généralisations, et celle-ci dépend de la quantité et de la précision des observations. Quand les physiologistes s'élèvent contre la méthode déductive, ils ont en vue la déduction *a priori*, qui naît d'une induction prématurée, imparfaite et défectueuse ; telle est la déduction *métaphysique*, qui croit pouvoir se suffire à elle-même, n'avoir pas besoin de l'observation, et qui, nécessairement, anticipe sur l'induction. La méthode inductive que les physiologistes désirent voir appliquée à l'étude des phénomènes psychiques, comme à l'étude de n'importe quel autre ordre de faits, est, selon eux, un *antécédent indispensable* pour arriver à des généralisations bien fondées, pour ne point s'égarer dans des abstractions sans base objective solide, et pour acquérir le droit de procéder déductivement dans l'interprétation des phénomènes de l'esprit.

La déduction *a posteriori* ou scientifique, est indubitablement la plus haute expression de l'intelligence ; elle n'est autre chose que le développement ultérieur de l'induction, ou en d'autres termes, du savoir acquis en observant : la projection déductive de celui-ci dans les régions de l'inconnu. Aussi a-t-elle les meilleures chances de ne pas errer, et ses prévisions ont-elles presque la valeur de faits réellement observés : qui en doute en astronomie ? Plus la partie inductive d'une science est complète, plus aussi ses généralisations seront conformes à la réalité ; et plus les faits certains trouvés en harmonie avec ses généralisations augmentent en nombre, plus aussi la partie déductive de cette science gagnera en perfection, et dans la même mesure augmentera le degré de confiance que mériteront ses intuitions, ses interprétations et ses prévisions. Au contraire, la déduction *a priori*, ou métaphysique, qui part d'abstractions purement subjectives, qu'elle prend pour autant d'entités réelles, a mille chances d'errer, parce qu'elle n'admet ni contrôle ni correction de la part des faits, et, si elle touche juste, c'est par hasard. Les chemins qui conduisent à l'erreur sont nombreux, tandis qu'on n'arrive à la vérité qu'en suivant scrupuleusement les ornières tracées par les faits.

Dans l'étude des phénomènes psychiques, il

est d'autant plus nécessaire de suivre strictement la méthode inductive, que ces phénomènes sont la manifestation la plus complexe, la plus parfaite, la plus haute de la nature, et, par conséquent, celle dont l'observation offre les plus grandes difficultés. Voilà pourquoi la psychologie est restée dès les temps anciens à la merci des déductions a-prioristiques les plus injustifiables, et que son émancipation ne date que de hier, c'est-à-dire du jour où elle s'est affranchie de la *méthode subjective*, qui procède exclusivement par l'interrogation de la conscience individuelle.

Ce n'est pas sans raison qu'on a refusé à cette méthode toute possibilité d'être inductive.

Dans l'induction, la première règle est de commencer par les cas simples, vraiment élémentaires, de s'élever pas à pas aux complexes, de passer prudemment des généralisations suggérées et imposées par les premiers aux abstractions autorisées par les seconds.

La méthode inductive doit, à cet effet, utiliser tous les matériaux disponibles, sans exclure aucun ordre de faits, ni négliger aucun détail. Ainsi appliquée à l'étude des phénomènes psychiques, elle prendra pour point de départ les premières lueurs de l'intelligence chez les animaux, chez les sauvages, chez les enfants, et en suivra patiemment l'évolution graduelle jusqu'aux manifestations intellectuelles les plus hautes chez les individus privilégiés des races civilisées.

Mais c'est précisément la marche contraire que suit la méthode subjective. Elle ne prend en considération, — et elle ne saurait faire autrement, — que l'esprit déjà développé et arrivé à un haut degré de perfectionnement; encore faut-il qu'elle procède au moyen de l'intelligence *expressément préparée* par un système de prémisses a-prioristiques. Il en résulte qu'elle accepte *d'emblée* les plus hautes abstractions, en fait autant de *facultés* élémentaires, irréductibles, et en néglige totalement la genèse et le développement, tous deux inaccessibles à la conscience. Elle est donc fatalement condamnée à être déductive, et déductive *a priori*, c'est-à-dire, métaphysiquement, et non *a posteriori* ou scientifiquement. En effet, elle part du concept *dualistique*, qui divise l'individu en deux êtres non seulement distincts, mais antagonistiques, et qui méprise l'un de ces êtres pour exalter l'autre.

« L'absurdité du résultat, dit Auguste Comte, correspond à l'absurdité de la méthode ; » ce qui jadis était en question l'est encore aujourd'hui, sans solution possible dans l'avenir. Les définitions de l'esprit, données par les philosophes, n'ont rien éclairci ; selon Descartes, l'esprit est la « *substantia cogitans* », et toutes les autres définitions philosophiques gravitent dans un cercle vicieux, autour de celle de Descartes, dont elles ne sont que des variantes, des travestissements : toutes, de cent manières, affirment, en définitive, que l'esprit est la substance qui sent, qui pense, qui raisonne, qui veut ; — c'est-à-dire que *l'esprit est l'esprit*. Mais qu'est-ce donc que la substance pensante ?

A cela, la Physiologie n'hésite pas à répondre : *le cerveau*. De même que la pesanteur est liée au corps pesant, la chaleur au corps chaud, la lumière au corps lumineux, et l'électricité à la pile, de même l'esprit est lié au cerveau ; et, de même que ces forces ou manifestations dynamiques n'existent pas séparément de leur *substratum* matériel, de même, dans l'organisme animal, l'esprit, la plus complexe des énergies, n'existe pas indépendamment du plus complexe des organes, le cerveau. En suivant les diverses phases du perfectionnement successif du système nerveux, des animaux inférieurs aux animaux supérieurs, la Physiologie constate un perfectionnement corrélatif des fonctions psychiques, et, dans cette évolution continue, elle ne découvre nulle part un point de démarcation, au delà duquel, par un changement soudain des rapports intimes entre l'organe et la fonction, celle-ci devienne tout à coup une entité indépendante de celui-là. Tandis que, à leur point de départ, les manifestations psychiques ne dépassent guère le niveau d'une activité rudimentaire, que personne n'hésite à considérer comme une fonction de la matière, peu à peu, à travers une série de degrés insensibles, et tout en se développant de pas égal avec leur organe, elles s'élèvent à cette forme d'activité que l'on appelle « purement psychique », sans que, pour cela, il s'établisse entre l'organe et la fonction, ce fatal divorce auquel on arrive inévitablement avec la méthode introspective. Bien au contraire, du parallélisme même, existant entre la complexité croissante de l'organe et la complexité croissante de la fonction, émerge clairement *l'indissolubilité* de leur mariage, leur *unité,* en un mot. Ainsi, nous nous trouvons placés sur une sorte *d'équateur*, également distant des deux pôles du *matérialisme* et du *spiritualisme,* et peu importe si, pour arriver à cette zone intermédiaire, nous matérialisons l'esprit ou si nous spiritualisons la matière : ce qui importe, au contraire, c'est de bien nous convaincre qu'il s'agit ici d'une chose seule, unique, dont l'existence présuppose deux attributs, également nécessaires : l'attribut matériel et l'attribut dynamique, attributs se sous-entendant mutuellement, à la fois cause et effet l'un de l'autre, et impossibles l'un sans l'autre.

Tel est le résultat de la déduction *a posteriori* ou scientifique, que nous exposerons dans le chapitre suivant. Quelle valeur faut-il donc accorder, dans la psychologie scientifique, à la méthode d'investigation subjective ? Pouvons-nous avoir foi aux dépositions de la conscience individuelle ? Devons-nous, au contraire, ne les accepter qu'avec réserve et avec une extrême prudence? ou devons-nous les rejeter complètement?

Quelques psychologues, partant du fait que la méthode objective ne découvre que les effets visibles de changements invisibles, et que, même poussée aux limites extrêmes, elle ne saurait révéler, au moyen de l'analyse objective, ce que les phénomènes internes sont pour la conscience, et quelle est *l'essence* de ces phénomènes, déclarent que la méthode *subjective* est la seule compétente dans l'étude de ces phénomènes. Ils veulent, en conséquence, que la psychologie forme une branche de la philosophie, et non de la physiologie.

D'autre part, quelques naturalistes, se fondant sur le caractère fallacieux des dépositions de la conscience individuelle, sur les continuelles contradictions et les controverses stériles qui divisent le camp des introspectionistes, mis dans l'impossibilité de se convaincre mutuellement, parce qu'il leur manque un terme de comparaison objectif, condamnent absolument la méthode subjective et voudraient la voir à jamais exclue de la science.

Il nous paraît que les uns et les autres ont

tort et raison à la fois, et voici pourquoi :

Ce n'est pas en psychologie seulement, mais dans toutes les branches du savoir, sans exception, que la méthode scientifique objective nous révèle uniquement « les effets visibles de changements invisibles », ainsi que nous le verrons plus loin. Mettrons-nous, pour cela, en doute ou nierons-nous l'exclusive compétence de la méthode objective, et viendra-t-il à l'esprit de personne de faire de l'astronomie, de la physique, de la chimie, autant de « branches de la philosophie? » Qui ne trouverait absurde et ne se hâterait de rejeter une semblable prétention, pour peu qu'il ait présent à l'esprit le retard infligé par la métaphysique au progrès de ces sciences?

Mais, tout en reconnaissant les grands progrès que la physiologie a fait faire à la science psychologique, et ceux, non moins grands, que lui réserve l'avenir dans l'étude des phénomènes de l'esprit, grâce à la méthode expérimentale qui contribue si puissamment aux progrès de toutes les autres sciences, — il faut bien convenir que les physiologistes auraient beau étudier objectivement, pendant des siècles, les nerfs et le cerveau, ils n'arriveraient pas à se faire la plus petite idée de ce qu'est une sensation, une pensée, une volition, si eux-mêmes n'éprouvaient subjectivement ces états de conscience. En frappant d'ostracisme l'observation interne, les physiologistes limiteraient donc leur champ d'étude à certaines variétés de mouvements musculaires, provoquées en dernier ressort par des stimulations externes, et se refuseraient à découvrir les transformations internes subies par ces stimulations; de telle sorte, les phénomènes psychiques resteraient exclus de leurs recherches.

Or, au point de vue des moyens d'investigation, il y a, entre les phénomènes psychiques et les autres phénomènes, cette seule différence : que les informations que nous pouvons recueillir sur les premiers sont enrichies par une source féconde qui manque aux seconds, — savoir l'ensemble d'expériences que nous fournit le sens interne, la *conscience*. Pourquoi exclure ces données subjectives des matériaux bruts de notre savoir, de l'ensemble de faits que nous recueillons pour donner une base, un point de départ à nos inducitons scientifiques? Vouloir exclure des données de la science psychique cet aspect des faits cérébraux que nous ne connaissons qu'à l'aide du sens interne, ou subjectivement, ne nous paraît pas moins absurde que de vouloir exclure des données de la physique ou de la chimie l'aspect des faits, tel qu'il nous est révélé par l'un de nos sens externes. Bien au contraire, s'il nous était donné, à l'aide de quelque autre sens, de découvrir des aspects nouveaux et inconnus des faits psychiques ou physiques, il faudrait accepter avec bonheur les informations qu'il pourrait nous fournir.

Les psychologues, en revanche, devraient reconnaître que s'il est insensé d'exclure des données de la science *une* série spéciale d'informations, il est bien plus insensé encore de vouloir en exclure les informations de *tous les sens*, sauf celles d'un seul. En effet, ceux qui, dans l'étude des phénomènes psychiques, prétendent ne se fier qu'aux informations puisées à la source du sens interne, tombent exactement dans la même erreur que ceux qui, dans n'importe quel autre genre d'étude, se borneraient exclusivement aux données fournies par un seul des sens externes. Un tel système ne peut aboutir qu'à une connaissance fragmentaire, isolée de tout le reste du savoir.

La connaissance vraie et complète résulte, au contraire, du contrôle sévère des informations fournies par chaque sens, au moyen des autres sens, aidés, élargis et renforcés dans leur sphère d'action par tous les moyens que nous possédons actuellement, pour en accroître l'acuité. Chaque sens, dès qu'il s'émancipe de la surveillance des autres, perd en quelque sorte les poids et les mesures capables de le renseigner sur la valeur véritable de ses attestations, et « sortant des ornières » de la réalité, il glisse rapidement sur la pente de l'erreur, où une seule chose peut l'arrêter : la prompte intervention corrective des autres sens. La nécessité de cette intervention est urgente, autrement une erreur momentanée peut devenir permanente et incurable ; en d'autres termes, elle peut dégénérer en ce qui constitue l'illusion de l'aliéné, illusion, dit Maudsley, dont la réalité est affirmée par le malade avec cette conviction intime, et perçue par lui avec ce degré de clarté que Descartes voulait ériger en critère de la vérité; le subjectif alors domine et foule aux pieds l'objectif, s'enlevant ainsi à lui-même toute chance de salut.

C'est pour cela que les psychologues introspectionistes eux-mêmes conviennent qu'il ne faut pas accepter les dépositions de la conscience individuelle les yeux fermés, mais seulement conformément à certaines règles de prudence. Sir W. Hamilton ajoute que c'est pour n'avoir pas observé ces règles, que les philosophes se sont contredits si souvent. Mais sur quelles évidences s'appuient ces règles? Est-ce sur l'évidence de la conscience elle-même, d'où il résulterait que le premier fou venu, comme le plus grand philosophe, aurait raison d'affirmer ce que sa conscience lui suggérerait, sans qu'il y eût moyen de le convaincre de son erreur; — ou est-ce sur l'évidence fournie par le témoignage des sens externes, par l'observation objective, d'où résulterait la condamnation de la méthode introspective ?

En conclusion, quelle est la valeur de la méthode subjective en psychologie ? Celle d'un *auxiliaire précieux et indispensable.* Ce n'est donc pas l'*usage*, mais l'usage *exclusif* de cette méthode qui doit être condamné, comme doit l'être son ostracisme. Ici, comme ailleurs, comme partout, le plus grand mal vient de l'exclusivisme et de l'intolérance. La vraie méthode d'une psychologie scientifique est dans la méthode *inductive*, basée sur l'observation externe ou objective, *aidée et éclairée* par l'observation interne ou subjective.

PREMIÈRE PARTIE

NATURE DE L'ACTIVITÉ PSYCHIQUE

CHAPITRE PREMIER

PREUVE INDIRECTE

§ I. — *Matière et Force.*

Qu'est-ce que la matière et la force? Si on prend ces mots dans leur acception habituelle, on se figure facilement avoir une idée très claire de ce qu'ils signifient : la matière et la force sont deux essences non seulement indépendantes l'une de l'autre, de telle sorte que l'une peut existier sans l'autre, mais de nature opposée et se trouvant en continuel conflit; la matière est une chose passive, inerte, qui se meut seulement sous l'influence de la force; celle-ci, au contraire, est une chose essentiellement active, qui meut la matière et qui produit, en la mouvant, les changements qui constituent tous les phénomènes de l'univers.

Mais si nous examinons de plus près cette conception populaire, nous nous apercevons bientôt qu'elle n'a aucun fondement, par la simple raison que nous ne savons absolument rien de la nature intime de la matière et de la force; vu cette ignorance, nous n'avons pas le droit de faire entre elles une distinction qui présuppose la possibilité de les connaître chacune séparément et directement, tandis que, en fait, nous ne les connaissons qu'indirectement l'une par l'autre : la matière par ses manifestations dynamiques, et la force par ses manifestations matérielles. Comme de plus il est impossible de les séparer effectivement, nous sommes en droit de soupçonner que leur division en deux essences pourrait n'être qu'une illusion de notre esprit, motivée peut-être uniquement par notre constitution à nous, et qu'en réalité elles seraient une seule et même chose.

Analysons, par exemple, le fait très commun d'un corps qui se meut, d'une pierre lancée en l'air, que nous voyons passer devant nos yeux. Nous croyons distinguer dans ce phénomène trois choses : un mouvement, un corps mû et une cause de mouvement. Or, que sont ces trois choses ?

1° Qu'est-ce qu'un mouvement ? Ce qu'est un mouvement *en lui-même*, nous l'ignorons totalement ; nous savons seulement que, *pour nous*, il n'est pas autre chose qu'une série de sensations successives : ce sont tantôt des sensations tactiles seulement, lorsqu'un corps étranger touche l'un après l'autre différents points de notre peau ; tantôt des sensations tactiles et musculaires lorsque, en faisant un mouvement, nous touchons nous-même successivement plusieurs points d'un autre corps ou plusieurs corps ; tantôt des sensations musculaires et visuelles, lorsque nous voyons se mouvoir une partie de nous-même ; tantôt des sensations musculaires seulement, quand nous bougeons un membre sans rien toucher et sans le voir ;

tantôt enfin des sensations visuelles seulement, lorsque, nous-même étant immobiles, nous voyons un corps changer sa position par rapport à un autre corps; mais toujours, et en tous cas, il n'y a que des sensations et rien que des sensations; elles constituent tout ce que nous savons du mouvement et l'idée d'ensemble que nous nous formons de celui-ci n'est qu'une *généralisation* ou une *abstraction mentale* de semblables séries et groupes de sensations.

2° Là où il y a mouvement, il doit y avoir *quelque chose* qui se meut ou qui est mû; ce quelque chose, d'après l'idée vulgaire, c'est justement un *corps*, c'est-à-dire un objet matériel, et un objet matériel est une partie de la matière en général; eh bien, qu'est-ce donc que la matière?

Relativement à sa constitution, il y a plusieurs hypothèses; la plus plausible, la plus utile, celle qui explique le plus grand nombre de faits, c'est l'hypothèse *atomique*, d'après laquelle la matière consiste en particules infiniment petites, qui ne sont pas en contact immédiat entre elles, mais se maintiennent toujours à une distance infiniment petite les unes des autres; chacune est entourée d'une atmosphère de matière extrêmement subtile, impondérable, appelée éther; les atomes entourés de leur atmosphère constituent les dynamides; les dynamides de différentes espèces différemment combinées constituent les molécules; les molécules de différentes espèces différemment groupées constituent les corps.

Or, qu'y a-t-il dans tout cela de certain? Fort peu de chose, peut-être rien. Quelques auteurs nient l'existence de l'éther et croient pouvoir se passer de lui dans l'explication des phénomènes de la nature; d'autres nient l'existence de la matière pondérable, et n'admettent que celle de l'éther, au moyen duquel ils croient pouvoir tout expliquer aussi bien que les premiers; la plupart des savants sont favorables à l'existence de l'éther *et* des atomes de matière pondérable; qu'est-ce donc que ces atomes? D'après la plupart des physiciens et des chimistes, ce sont des particules indivisibles, qui représentent la plus petite quantité d'un élément chimique pouvant entrer en combinaison avec un autre élément. Cette opinion est loin d'être admise par tous : les uns considèrent l'indivisibilité des atomes comme absolue; d'autres croient qu'elle est relative; les uns attribuent aux atomes une forme déterminée et spécifique pour chaque élément; les autres, arrêtés par l'impossibilité logique d'assigner une limite à la divisibilité d'un corps, quelque petit qu'on l'imagine, considèrent la matière comme indéfiniment divisible; quelques-uns réduisent les atomes à de simples points mathématiques auxquels ils conservent, malgré l'évidente contradiction, les caractères matériels; d'autres, plus conséquents, déclarent que les atomes, pour être indivisibles, doivent être inétendus; d'autres enfin, plus conséquents encore, nient complètement la matérialité des atomes et les considèrent comme de purs centres de force, des *monades dynamiques*, absolument immatérielles.

Au milieu de ce dédale d'opinions contradictoires et inconciliables, que reste-t-il de la matière ? Une seule chose : *son impénétrabilité*, c'est-à-dire la résistance qu'elle oppose au mouvement; qu'est-ce donc que cette résistance ? Ce qu'elle est *en elle-même*, nous l'ignorons totalement; *pour nous*, elle n'est pas autre chose que la sensation que nous éprouvons lorsque, en remuant une partie de notre corps, nous rencontrons un obstacle à la continuation du mouvement, ou bien lorsqu'un corps étranger vient nous heurter, tandis que nous sommes immobiles, et est forcé de s'arrêter ; ce que nous sentons dans ce cas, nous l'appliquons, par analogie, à la rencontre de deux corps quelconques, et nous généralisons en disant que tout corps s'oppose au mouvement d'un autre corps ; ainsi, le seul critérium que nous ayons de l'existence objective de la matière se réduit, pour nous, uniquement à une *sensation de mouvement empêché* ; le corps mû, de même que le mouvement, n'est donc pour nous qu'une série ou un groupe de sensations ; et l'idée que nous nous faisons habituellement de la matière est une pure abstraction mentale, composée de semblables séries ou groupes de sensations. D'après cela, on pourrait définir la matière de la façon suivante : « Nous appelons matière tout ce qui, « directement ou indirectement, offre une résis- « tance à un mouvement directement ou indi- « rectement produit par nous, et cela d'une « manière qui a la plus grande analogie avec « nos états *passifs*. »

3° Dans notre exemple nous avons encore un élément à examiner : la cause du mouvement. La définition vulgaire de la force dit justement qu'elle est la cause du mouvement. S'il en est ainsi, notre demande : qu'est-ce que la force ? se change en cette autre demande : qu'est-ce qui peut produire un mouvement ? Or comme un mouvement ne peut être produit que par un autre mouvement, la force ne peut être elle-même qu'un mouvement, communiqué ou transmis. Lorsque je lance une pierre, je fais un mouvement qui exige de ma part un certain effort ; les sensations musculaires qui accompagnent cet effort se révèlent à ma conscience ; la pierre s'en va, animée de ma force ; je lui ai communiqué quelque chose de moi-même ; et quoi précisément ? rien qu'une certaine quantité de mouvement ; je suis la cause du mouvement de la pierre ; je suis la force qui l'a tirée du repos. Eh bien, c'est cette sensation purement subjective, ressentie par nous lorsque nous agissons, que nous transplantons en dehors de nous, quand nous voyons un corps prendre un mouvement qu'il n'avait pas ; et, ainsi objectivée, nous l'appelons *force*. L'idée que nous nous faisons habituellement de la force n'est donc, elle aussi, qu'une abstraction mentale, formée de séries ou de groupes de sensations analogues et nous pourrions définir la force de la manière suivante : « Nous appelons force tout ce qui, directement ou indirectement, communique du mouvement à nous-même ou à d'autres corps, et cela d'une manière qui offre la plus grande analogie avec nos états *actifs.* »

Somme toute, nous pouvons dire : lorsque nous sommes passifs nous appelons force tout ce qui peut produire un mouvement en nous ou de nous; et lorsque nous sommes actifs nous appelons matière tout ce qui est apte à résister à nos mouvements ; cette conscience de nos états actifs et passifs, nous l'objectivons pour l'appliquer aux phénomènes qui ont lieu en dehors de nous, et nous sommes ainsi conduits à appeler matière tout ce qui, en général, résiste au mouvement, et *force* tout ce qui, en général, produit le mouvement; précisément comme nous considérons notre propre être comme un corps matériel, en tant qu'il est passif et comme une force, en tant qu'il est actif. Par conséquent notre idée de la matière et de la force est une pure abstraction mentale, fondée sur la sensation de mouvement produit et de mouvement empêché; et, en dernière analyse, nous ne connaissons réellement pas autre chose que nos propres sensations et cela se comprend, car elles sont le seul point de contact immédiat entre l'être phénoménal et l'être nouménal. — Mais cela ne veut point dire que tout dans l'univers se réduit à nos sensations, qu'elles sont la seule réalité, que rien d'autre n'existe. Néanmoins cette singulière et extravagante hypothèse a été adoptée et systématiquement élaborée, en une doctrine philosophique complète, par l'école Berkleyenne. Cette doctrine est celle du subjectivisme absolu : le monde externe n'existe pas : la représentation que nous en avons ne correspond à aucune réalité objective; c'est une espèce d'hallucination purement subjective; la seule chose qui existe c'est l'esprit qui a des sensations simples ou complexes, ces dernières constituant ce qu'on nomme *idées*.

Il est vrai que si la surface de la terre était habitée par *un seul homme,* celui-ci aurait parfaitement raison de penser ainsi, de croire que l'univers c'est lui, c'est-à-dire que l'univers n'est pas autre chose que des séries et des groupes de sensations à lui ou, en d'autres termes, d'affections ou de modifications de son esprit. Mais en réalité la terre est habitée par beaucoup d'hommes, et cette circonstance réduit à l'absurde le subjectivisme absolu et le rend impossible. En effet, tant que chacun se renferme dans sa propre subjectivité, il est réellement obligé de convenir qu'il ne connaît absolument rien en dehors de ses propres sensations et que tout ce qui l'entoure, ou lui semble l'entourer, se réduit à elles ; mais dès qu'il essaye de communiquer sa philosophie à un autre, celui-ci se révolte et la repousse ; pour moi l'univers n'est sans doute qu'une série de sensations et d'idées à moi ; mais si je dis à un autre que lui aussi n'est qu'une idée ou une sensation à moi, il me répondra que c'est au contraire moi qui ne suis qu'une idée ou une sensation à lui ; je répondrai à mon tour que c'est absurde, parce que je suis moi-même et non l'idée d'un autre. Or, tout en reconnaissant que, pour chacun pris isolément, le monde externe se réduit à des séries et à des groupes de sensations à lui, chacun sait de la manière la plus immédiate et la plus certaine possible qu'il n'est pas seul au monde et qu'il est, de même que les autres, un être autonome, indépendant des sensations de ceux-ci, comme ils le sont des siennes. Par conséquent, tout l'univers ne se réduit pas à mes sensations et je dois admettre l'existence objective, pour le moins d'êtres analogues à moi, qu semblent, eux aussi, avoir des sensations analogues aux miennes. Cette concession inévitable n'a point de limites; par des gradations insensibles, on passe des êtres les plus semblables aux êtres les moins semblables, des individus de même race à ceux de races inférieures, des races humaines infimes aux singes, de ceux-ci à tous les animaux, au règne végétal et au règne minéral. Le monde externe est donc une réalité; mais alors les sensations de chacun ne sont plus le produit spontané et subjectif de son esprit, mais *la manière dont l'affectent les phénomènes qui ont lieu en dehors de lui*, l'effet produit sur lui par les changements de ce qui l'entoure, l'expression subjective, le signe interne, de ce qui, objectivement, se réduit pour notre connaissance à différentes formes de mouvement.

Mais ce qui change, ce qui se meut, ce qui produit en moi les effets que je ressens sous forme de sensations, — qu'est-ce? Je l'ignore et ne puis le savoir; la seule chose que je sais c'est que des changements ont lieu *autour* de moi qui induisent des changements correspondants *en* moi, de telle sorte que mes modifications internes sont pour moi le symbole des modifications externes; mais je n'ai aucun moyen de scruter la nature intime du substratum des changements internes ou externes, et par conséquent aucune raison pour croire qu'il se rapproche davantage de ce qu'on appelle vulgairement la matière ou de ce qu'on appelle vulgairement la force, et moins encore pour croire qu'il consiste en deux essences de nature diverse et opposée telle précisément qu'on a l'habitude de se les figurer sous les mots force et matière. Voilà pourquoi je rejette le dualisme et je lui préfère le monisme; il me paraît plus exempt de la grande et fatale erreur de l'esprit humain qui se laisse toujours irrésistiblement entraîner à dépasser l'évidence objective des phénomènes et à attribuer une existence substantielle, voire même personnelle, à ses propres abstractions.

La conception monistique fondamentale peut être exprimée en peu de mots de la manière suivante : Dans la série infinie de changements simultanés ou successifs qui ont lieu dans l'univers, le noumène nous est inconnu et à jamais inaccessible à notre intelligence ; seul le phénomène se révèle à nous par les modifications qu'il induit en nous, par les sensations ; selon qu'elles nous semblent avoir plus d'analogie avec nos états passifs ou avec nos états actifs, nous les divisons en deux grandes classes; à chaque classe nous attribuons comme substratum une essence différente, matérielle ou dynamique; nous appelons l'une la matière, l'autre la force, et nous oublions que cette division entre la force et la matière est une illusion de notre esprit, que ces mots sont de simples signes phonétiques ou graphiques de deux abstractions mentales auxquelles ne correspond aucune réalité objective : dans la nature *la force et la matière sont une seule et même chose* et ne peuvent être séparées que verbalement. A l'appui de cette idée, j'invoque le témoignage de toute la physique et de toute la chimie modernes; il ne laisse à cet égard aucun doute : ces deux sciences, exactes s'il en fut, condamnent irrévocablement la conception vulgaire de la distinction essentielle entre la force et la matière et par conséquent le *dualisme* qui est l'expression philosophique de cette conception.

§ II. — *Force vitale.*

Beaucoup sont disposés à admettre la conception monistique pour le monde inorganique, pour les phénomènes qu'ils appellent « purement mécaniques, physiques et chimiques »; mais ils croient qu'elle ne s'applique pas au monde « animé », aux phénomènes vitaux; dans l'organisme vivant, les choses changeraient tellement d'aspect et procéderaient d'une manière si différente qu'il serait impossible de les expliquer sans l'intervention d'une force spéciale, dirigeante, qu'ils appellent *force vitale.* Est-ce que le chimisme et le dynamisme du monde vivant sont réellement et essentiellement différents de ceux du monde inanimé? On sait que l'organisme végétal et animal est constitué par un petit nombre d'éléments chimiques qui ne diffèrent en rien de ce qu'ils sont en dehors de lui. Un élément particulier, qui serait propre à l'organisme, qui se trouverait exclusivement en lui, n'existe pas; seuls les composés qui font partie de celui-ci lui sont particuliers. Mais l'organisme animal ne possède pas la propriété de former les composés organiques directement de leurs constituants élémentaires ou de leurs combinaisons inorganiques; dans l'économie du monde vivant cette fonction est dévolue aux organismes végétaux. Les plantes forment les substances organiques au moyen de l'eau, de l'acide carbonique, de l'acide nitrique et de l'ammoniaque qu'elles absorbent en partie du sol, et en partie et surtout de l'atmosphère. Au sein des cellules à chlorophylle, ces composés sont privés de la plus grande partie de leur oxygène et leurs éléments, avec le reste de ce dernier, sont groupés en molécules organiques plus ou moins complexes. Ce *processus* de désoxydation et de synthèse constitue l'*entrée* de l'organisme végétal, son assimilation, et donne lieu à l'augmentation de la substance organique constitutive des plantes, à l'accroissement de celles-ci. Il est vrai que dans la vie des plantes il y a aussi un processus inverse, analogue à celui qui caractérise l'organisme animal; il en constitue la *sortie*, ou la consommation de matière organique; il consiste en modifications chimiques opposées à celles que nous venons d'indiquer, il est accompagné de l'absorption d'oxygène et de l'exhalation d'acide carbonique; mais il ne l'emporte sur le premier que chez quelques cryptogames et chez la plupart des plantes parasites, qui se nourrissent directement, aux dépens d'autres organismes, de substances que ceux-ci ont déjà préparées et qu'elles n'ont pas besoin de préparer elles-mêmes. Malgré cette exception, nous pouvons dire qu'en général les plantes absorbent de l'acide carbonique et exhalent de l'oxygène, et que la *réduction* est le phénomène prédominant chez les plantes, tandis que la *combustion* est le phénomène prédominant chez les animaux; la première conduit à une augmentation des constituants organiques des plantes, tandis que la seconde conduit à une diminution des constituants organiques des animaux; par rapport aux substances organiques, les plantes sont leurs producteurs et les animaux leurs consommateurs : la matière inorganique, devenue organique, grâce aux plantes, redevient inorganique, grâce aux animaux; telle est la circulation éternelle qu'elle accomplit à la surface du globe terrestre, et c'est grâce à l'antagonisme chimique, en vertu duquel une partie du monde vivant absorbe ce que l'autre exhale, *et vice versa*, que s'établit et se maintient l'équilibre de composition de l'air atmosphérique, sans lequel le monde vivant tout entier disparaîtrait; on peut démontrer cela au moyen d'une expérience très simple; elle consiste à renfermer dans un ballon de verre hermétiquement fermé, de l'eau contenant de petits organismes, végétaux et animaux : ce microcosme imite parfaitement le macrocosme terrestre : la vie s'y maintient longtemps, aussi longtemps que dure un certain équilibre entre les plantes et les animaux, et qu'une condition essentielle se trouve remplie; en effet :

Pour décomposer les corps inorganiques *très stables*, que les plantes reçoivent du monde externe, pour en détacher l'oxygène et le mettre en liberté, il faut une force vive qui l'emporte sur l'affinité énergique de l'oxygène pour les éléments avec lesquels il se trouve combiné. D'où vient cette force? Les plantes seraient-elles les créatrices d'une énergie spéciale, différente des autres forces physiques qui, tout en transformant les substances inorganiques en substances organiques, leur infuserait cette provision d'énergie latente destinée à être de nouveau dégagée pour fournir l'activité des animaux? Non : l'expérience du petit monde dans le ballon de verre répond décidément d'une manière négative : toute vie y cesse en effet dès qu'une condition, qui s'affirme comme absolument indispensable, vient à manquer; cette condition, *c'est que le ballon reçoive les rayons du soleil;* sans cela point de vie! Telle est la grande source, à peu près inépuisable, des énergies que les plantes semblent communiquer à la matière qu'elles transforment; elles ne font, en réalité, qu'emprunter aux rayons solaires la force qu'elles restituent à la matière en lui arrachant son oxygène, c'est-à-dire en défaisant le travail atomique accompli par l'affinité de cet élément pour les autres ; elles *matérialisent* la force libre qu'elles reçoivent du soleil en la transformant en énergie latente du carbone, de l'hydrogène, de l'azote ; elles *l'organisent* en retenant les produits de la réduction opérée comme parties intégrantes d'elles-mêmes. Les plantes sont de la force solaire statique, qui retourne à l'état dynamique moyennant la combustion ; dans l'économie du monde vivant la fonction de ramener la force solaire à l'état libre est dévolue aux animaux : ils se nourrissent de force solaire statique, sous forme de matières organiques, et, en vivant, en agissant, en sentant et en pensant, ils dégagent la force emprisonnée dans le protoplasma de leurs éléments musculaires et nerveux, et la rendent ainsi au monde extérieur.

Je m'arrête, car je pressens l'objection que « de cette manière on ne peut pas expliquer tout ». C'est vrai, mais je réponds tout de suite que, dans le sens scientifique du mot *expliquer* (qui n'est pas du tout la révélation de l'essence des choses, mais seulement l'acte de ramener l'origine d'un phénomène complexe à des phénomènes plus simples), — *la plupar* des phénomènes de la vie organique s'expliquent de cette manière, tandis que la prétendue force vitale n'explique absolument rien, et que, bien au contraire, elle complique les choses, de telle sorte que celles qui sont encore inexpliquées deviennent tout à fait inexplicables, en même temps que surgissent une foule de difficultés *créées par l'hypothèse elle-même*. D'où vient la force vitale? Se trouve-t-elle dans la graine d'une plante? Si dans une graine, encore inerte, elle est absente, devons-nous admettre qu'à un moment donné elle y pénètre du dehors, ou bien qu'elle se développe dans son intérieur? Cette dernière supposition est évidemment contradictoire, — puisqu'elle impliquerait la formation de la force vitale par les changements matériels qui s'opèrent dans la graine; l'autre est évidemment absurde. La force vitale se trouve-t-elle donc dans la graine inerte? mais alors il faut admettre que c'est une partie de la force vitale de la plante mère qui s'est détachée pour se renfermer dans la graine, il faut admettre la possibilité de la division d'une force en parties, en doses homéopathiques, ce qui est également contradictoire et absurde d'après l'idée même que se font de ces forces ceux qui croient à leur existence, puisqu'une chose *inétendue* ne saurait avoir de parties et est absolument indivisible. De même pour les greffes végétales, lorsque la racine et le tronc d'une plante portent des branches d'une autre plante, devons-nous admettre la fusion ou la combinaison de deux forces vitales différentes ou bien croire que toutes les espèces possèdent une force vitale identique? Dans ce dernier cas, de quoi dépend la spécificité des espèces? Est-elle indépendante de la force hypothétique, alors celle-ci devient superflue.

Enfin, à la mort de la plante, qu'advient-il de la force en question? Se résout-elle en forces physico-chimiques ou bien reste-t-elle libre, errant peut-être à la recherche d'une autre plante à animer? Cette dernière idée est tellement puérile que personne ne voudra l'admettre; il ne reste que la première : mais alors, si la force vitale peut se résoudre en forces physico-chimiques, elle se trouve avec celles-ci dans le même rapport de corrélation dans lequel ces forces se trouvent entre elles et alors elle ne peut être qu'une *modalité particulière*, et rien d'essentiellement différent, de ces forces. C'est là, il me semble, la seule supposition raisonnable.

§ III. — *Force psychique.*

Il en est exactement de même pour le règne animal; mais il y a des gens qui disent : soit, nous admettons votre manière de voir pour tout ce qui concerne la vie *végétative* ou la *nutrition* de l'animal, car il s'agit de fonctions « matérielles » physiques ou chimiques; quant à la vie de relation, et surtout à la vie psychique, il est impossible de nier l'existence d'une force spéciale, d'un principe spirituel, d'une âme distincte du corps et indépendante de lui. Ils oublient qu'on peut citer contre l'existence d'un tel principe exactement les mêmes arguments qui rendent inadmissibles la force vitale; nous ne répéterons pas ces arguments et et nous laisserons complètement de côté beaucoup de questions sur lesquelles les philosophes spiritualistes eux-mêmes préfèrent garder un prudent silence, telles que : l'origine de l'âme, le moment de son installation dans l'organisme, le lieu de sa résidence en lui, la part qu'elle prend à l'hérédité psychique, de quelle manière elle se laisse influencer par des conditions purement matérielles et agit d'une façon absurde dans les passions, les maladies mentales, les rêves, l'hypnotisme, l'hystérie, l'ivresse, etc.; ce qu'elle devient pendant les suspensions passagères de la vie psychique dans le sommeil profond, dans la syncope, dans la commotion cérébrale (qui peut durer des heures et des journées entières) et dans la léthargie (qui dure quelquefois des semaines entières) ; enfin et surtout ce qu'elle devient alors qu'au lieu d'une altération partielle et passagère du cerveau, la composition chimique et la structure histologique de tout l'organe sont détruites pour toujours. Nous allons tout simplement analyser un acte de la vie de relation impliquant un acte psychique.

Tout à l'heure nous avons pris pour exemple une pierre lancée en l'air; examinons maintenant *l'action* de la lancer. Le mouvement qui anime la pierre lui a été communiqué par une soudaine extension du bras ; le bras s'est étendu à la suite d'un acte de la volonté ; est-ce que la volonté a une influence immédiate sur le membre tout entier ? Non : pour qu'un membre se meuve il faut qu'un mouvement moins évident ait lieu dans certaines parties qui le constituent, dans les muscles ; ceux-ci se raccourcissent, grâce à une brusque augmentation de leur rétractilité élastique et mettent en mouvement les leviers osseux du bras et avec eux toute l'extrémité. L'extension du bras est donc l'effet d'un mouvement moléculaire, propre à la substance dont se composent les fibrilles du tissu musculaire. Est-ce que la volonté a une influence immédiate sur les fibres musculaires ? Non : afin qu'un muscle se contracte, il faut qu'il soit excité, c'est-à-dire qu'une onde de mouvement moléculaire lui arrive par les nerfs, qui proviennent directement ou indirectement du cerveau. Est-ce que la volonté a une influence immédiate sur les nerfs ? Non : La vibration active des fibres nerveuses efférentes leur est communiquée par une vibration semblable provenant des centres moteurs cérébraux. Nous voici arrivés à l'organe qui doit être le siège de la force spéciale dont nous discutons l'existence. Récapitulons en remontant de l'effet à la cause les phases du phénomène examinées jusqu'à présent :

1. Mouvement de masse de la pierre, connu immédiatement comme tel; 2. Mouvement molétaire du bras, connu immédiatement comme tel; 3. Mouvement interne du muscle, connu tel au moyen d'une analyse superficielle et très facile; 4. Mouvement moléculaire du nerf, connu comme tel au moyen d'une analyse plus minutieuse et plus difficile; 5. Mouvement moléculaire du centre moteur, reconnu comme tel grâce à une analyse encore plus minutieuse et beaucoup plus difficile.

Cette série constitue tout le côté efférent ou *restitutif* de l'acte que nous examinons : c'est une série de mouvements différents, qui sont reliés entre eux par un enchaînement causal rigoureux, qui se produisent les uns les autres en se transformant les uns dans les autres; par conséquent dans cette série il n'y a point de places pour l'hypothétique force spirituelle. Examinons maintenant le côté afférent ou *réceptif* de l'acte en question, et voyons si nous y découvrons une lacune à combler au moyen de cette force. Personne ne lance une pierre sans avoir une raison quelconque pour la lancer ; il n'y a que les fous qui fassent les choses sans raison (ou du moins sans une raison plausible pour les sains d'esprit). Admettons que dans notre cas l'individu ait reçu une pierre lancée par un autre ; la pierre a frappé une partie sensible d'un être sentant, il en éprouve une sensation douloureuse. Quelle est ici la série des phénomènes ? Le mouvement de la pierre est arrêté par la résistance du corps qu'elle rencontre ; mais l'individu ne s'apercevrait de rien s'il n'y avait pas de fibres nerveuses allant de la surface de son corps directement ou indirectement au cerveau, ou bien si ces fibres étaient interrompues dans leur parcours ; afin qu'il sente quelque chose, il faut que le choc de la pierre produise à l'extrémité périphérique des nerfs afférents une modification qui soit transmise par ces fibres jusqu'aux centres sensitifs ; l'analyse physiologique démontre que ce qui a lieu dans le nerf est un mouvement moléculaire propagé de son extrémité périphérique à son extrémité centrale ; or, si une lésion traumatique ou une altération pathologique avait détruit la partie du cerveau où le nerf excité se termine, l'individu ne sentirait rien du tout; afin qu'il sente l'impression, il faut que cette partie soit intègre et apte à entrer à son tour en vibration fonctionnelle à la suite du mouvement moléculaire que lui communique la fibre excitée; c'est alors et seulement alors que l'individu éprouve la sensation correspondante. Récapitulons :

1. Mouvement de masse de la pierre, connu comme tel immédiatement;

2. Mouvement moléculaire du nerf afférent, connu comme tel moyennant l'analyse physiologique;

3. Mouvement moléculaire du centre sensitif accompagné de sensation, mais également reconnu comme tel par une analyse scientifique plus profonde.

Cette série constitue tout le côté réceptif de l'acte en question; elle est, comme la première, une série de mouvements qui s'éveillent tour à tour; pas plus que la première elle ne laisse de place pour la force spirituelle. Mais il s'agit de *relier ces deux séries entre elles*, sans quoi l'acte n'a pas lieu. Comment l'excitation du centre sensitif passe-t-elle au centre moteur? C'est bien ici qu'a lieu la partie vraiment « psychique » de l'acte, c'est ici que surgit la volonté de l'accomplir; cette volonté devrait justement être l'œuvre de la force immatérielle; son action nous est immédiatement connue, mais en *termes de conscience* et non en termes de *mouvement*, c'est pourquoi il nous est tellement difficile de la concevoir comme un mouvement. Mais nous savons que les phénomènes de la transmission nerveuse sont incontestablement des mouvements matériels, quoique, *subjectivement*, nous ne les sentions jamais comme tels; ils s'accomplissent d'une façon tout à fait inconsciente et ne sont reconnus qu'indirectement, au moyen d'une minutieuse analyse scientifique. Ceci devrait déjà nous mettre sur nos gardes, nous montrer qu'il se passe en nous une foule de vibrations dont nous n'avons aucune conscience et diminuer notre répugnance à admettre la possibilité que des mouvements semblables aient lieu là où nous le soupçonnons le moins et que la sensation et la volonté soient dues à ces mouvements. Or dans le tissu nerveux il n'y a point d'interruption : depuis l'entrée de l'impression externe, jusqu'à la sortie de la réaction, la série mentale n'est jamais et nulle part disjointe de la série physique corrélative; toute activité psychique doit s'accomplir au sein des éléments nerveux, dont elle présuppose l'existence et sans lesquels elle n'a pas lieu; mais l'activité des éléments nerveux n'est pas autre chose qu'un mouvement moléculaire; quel besoin dès lors d'imaginer pour l'activité cérébrale une force particulière? N'est-elle pas pour le moins superflue, puisqu'elle ne peut pas se manifester en l'absence ou en dehors de la vibration nerveuse qui suffit pour expliquer tous les phénomènes? Mais il y a plus, elle est non seulement superflue, mais tout simplement inadmissible : en effet, si les phénomènes psychiques n'étaient pas des mouvements moléculaires, que deviendrait le mouvement qui arrive aux centres sensitifs? Et d'où proviendrait le mouvement qui part du centre moteur? Il serait incompatible avec toutes nos connaissances positives d'admettre que la série physique puisse à un moment donné cesser dans un vide physique occupé par une substance immatérielle, qu'elle mettrait en activité d'une façon mystérieuse; qui à son tour accomplirait un travail encore plus mystérieux et en communiquerait d'une manière inconcevable le dernier résultat à l'autre extrémité de la chaîne physique interrompue, pour y reproduire le mouvement suspendu ; la loi de la conservation de l'énergie nous force de reconnaître que le mouvement centripète ne peut pas disparaître et ne peut cesser qu'en donnant lieu à un autre mouvement, de même que le mouvement centrifuge ne peut apparaître et ne peut avoir lieu que comme produit d'un autre mouvement. Or, si la force psychique se trouve avec le mouvement moléculaire nerveux dans une corrélation telle *qu'elle doit son existence à un mouvement qui expire et qu'elle expire en produisant un autre mouvement*, *il est clair*, *et il est certain*, *que cette force elle-même ne peut pas être autre chose qu'un mouvement*.

Nous passerons maintenant aux preuves spéciales qui démontrent qu'il en est bien réellement ainsi. Mais en terminant ce chapitre, je tiens à rappeler au lecteur que « la tâche de prouver « qu'un agent immatériel intervient à un mo- « ment donné comme un *deus ex machina*, et « de déterminer à quel moment il intervient,

« incombe à ceux qui l'affirment ou qui ont « besoin de cette hypothèse : ils n'ont pas le « droit de fabriquer arbitrairement une hypo- « thèse absolument inconciliable avec ce que « nous savons de la marche habituelle de l'évo- « lution dans la nature,..... et de venir ensuite « exiger de ceux qui ne l'admettent pas, qu'ils « en démontrent l'inconsistance (1). »

(1) Maudsley, *Physiologie de l'esprit.*

CHAPITRE II

PREUVE DIRECTE

§ I. — *Les Faits.*

Si l'activité psychique est réellement une forme particulière de mouvement moléculaire, son accomplissement doit exiger un certain temps ; or ce fait est démontré par l'expérience d'une façon irrécusable.

C'est aux astronomes que la physiologie est redevable des premières observations à ce sujet, casuelles et involontaires d'abord, intentionnelles et exactes ensuite.

Vers la fin du siècle passé, Maskelyn, directeur de l'observatoire de Greenwich, s'aperçut que son aide, chargé de marquer le passage des étoiles sur le méridien de la lunette, commettait régulièrement un retard énorme (de 0,5 à 0,8 de seconde) et, le croyant négligent, il le congédia.

En 1828, Bessel observa le même fait, l'étudia de plus près et constata que le retard de l'observation n'était pas le même chez les différents individus et pouvait être réduit à un minimum par l'habitude et par l'exercice; mais ce minimum n'était plus ultérieurement réductible et se maintenait constant pour chaque individu. C'est ce retard individuel constant que Bessel nomma l'*équation personnelle;* c'est ce qu'on appelle maintenant le *temps de réaction.*

M. Hirsch, de Neuchâtel, voulant éviter la complication inhérente à la nécessité de la coopération de deux sens, complication qui rendait moins probantes les observations antérieures des astronomes, examina d'abord si en s'adressant à un seul sens, chargé de recevoir l'impression, on obtiendrait quand même une différence personnelle dans la rapidité avec laquelle divers individus indiqueraient le moment où l'impression les frappe; il trouva non seulement que les différences personnelles se maintiennent ainsi, mais en outre, que le temps de réaction varie selon le sens mis en activité et selon l'état plus ou moins prononcé d'excitation des différents organes des sens. D'après Hirsch, ce sont les impressions auditives qui sont suivies par les réactions volontaires les plus rapides; les réactions aux impressions visuelles sont au contraire les plus lentes et les réactions aux impressions tactiles montrent une rapidité intermédiaire.

Wolf continua ces recherches à l'aide d'une méthode perfectionnée; l'exercice selon lui influe puissamment sur la réaction personnelle; il parvint sur lui-même à la réduire de o,3 à o,1 de seconde.

Plus tard des expériences semblables, très nombreuses et très variées, furent entreprises par Donders et ses élèves, à l'université d'Utrecht; il interrogea comparativement la *vue*, l'ouïe et le toucher; il produisait par exemple un son imitant une voyelle que la personne en expérience devait reproduire à haute voix, les deux sons étant enregistrés au moyen de la méthode graphique. D'après Donders, le temps qui s'écoule entre l'impression et la réaction est en moyenne d'1/7 de seconde pour le toucher, d'1/6 pour l'ouïe et d'1/5 pour la vue; le minimum observé pour l'indication d'une impression tactile fut d'1/9 de seconde.

Mais toutes ces expériences ne pouvaient donner aucun renseignement sur la durée de l'acte psychique intervenant entre l'excitation sensitive et la production du mouvement convenu, qui devait annoncer que la perception avait eu lieu. La durée de l'acte psychique restait non seulement une valeur inconnue, mais on pouvait soutenir que la durée totale de l'expérience, depuis l'instant de l'impression jusqu'à l'instant de la réaction, était absorbée par les phénomènes périphériques accessoires. En effet, l'excitation, portant sur les dernières terminaisons des nerfs, doit y acquérir d'abord un certain degré d'intensité, capable de réveiller l'activité du tronc nerveux, se propager ensuite à la moelle épinière et au cerveau; dans le cerveau, après avoir parcouru un chemin probablement très compliqué, et avoir été réfléchie de mille manières d'un point à un autre, l'excitation doit devenir perception; celle-ci, à son tour, doit donner l'éveil à l'image subjective de la réaction convenue, autrement dit, *rappeler* cette réaction à la mémoire ; la représentation du mouvement à exécuter, combinée avec la perception antérieure, doit produire l'impulsion volontaire ; celle-ci doit acquérir un degré d'intensité suffisant, pour être réfléchie sur les nerfs moteurs, et des nerfs moteurs être transmise aux muscles, et amener finalement leur contraction. Or, quelle est, en tout ceci, la durée de l'opération psychique seule? Sans s'occuper directement de la durée de la partie périphérique ou extracérébrale du phénomène, détermination chronométrique irréalisable dans les expériences dont il est question, Donders imagina un autre procédé, en se fondant sur le raisonnement suivant : Si, après avoir répété un grand nombre de fois les expériences décrites plus haut, on est arrivé à des résultats assez constants pour établir une moyenne, on modifie les conditions de l'expérience de façon à influencer *seulement l'acte psychique*, sans multiplier ou compliquer les autres conditions, alors les variations du résultat ne peuvent se rapporter qu'aux variations de la durée de l'opération mentale.

D'un très grand nombre d'expériences que Donders institua d'après ce plan, citons par exemple celles-ci : Il appliquait aux deux pieds d'un aide des fils de cuivre par lesquels il pouvait faire passer un courant d'induction, frappant à volonté l'un ou l'autre pied; le courant, avant d'arriver au pied, s'inscrivait lui-même, au moment de son passage, sur le cylindre d'un chronographe. Il était convenu que lorsque l'irritation frappait le pied droit, l'aide devait faire, de la main droite, un mouvement qui s'enregistrait immédiatement lui-même sur ledit cylindre et lorsque le courant était dirigé sur le pied gauche, le signal devait être donné de la main gauche. Dans une première série d'expériences l'aide *était prévenu* sur lequel des deux pieds agirait la secousse d'induction; il savait donc, d'avance, de laquelle des mains il devait donner le signal ; cette série, identique à celles décrites plus haut, servait uniquement à déterminer l'équation personnelle ; elle donna cependant un résultat nouveau, savoir que la main gauche réagit plus lentement que la main droite. Dans la suite, ce retard pour la main gauche devait naturellement être mis en compte et déduit des chiffres obtenus du côté gauche. Dans la seconde série, l'aide *n'était pas prévenu* par lequel des deux pieds passerait la secousse d'induction. Il devait, par conséquent, *distinguer* d'abord quel côté venait d'être frappé, et puis *choisir* la main qui devait donner le signal, toutes les autres conditions de l'expérience demeurant exactement les mêmes. L'irritation et avec elle tous les éléments du jugement arrivaient à la conscience exactement comme dans la première série, rien n'était changé non plus dans la conduction centrifuge ; il n'y avait donc absolument de changé que l'opération psychique. Eh bien, ces expériences donnèrent comme résultat constant une augmentation du temps de réaction d'1/10 de seconde en moyenne. Ce 1/10 de seconde exprimait donc le surplus de temps employé *par la distinction et par le choix*, c'est-à-dire par un acte purement psychique.

Dans une autre série d'expériences analogues, Donders s'adressa au sens de la vue.

Il détermina d'abord le temps physiologique, c'est-à-dire le temps nécessaire pour que la perception d'une étincelle, s'enregistrant elle-même sur le chronographe, fût signalée avec l'une ou l'autre main ; ensuite il faisait apparaître des étincelles colorées, et faisait faire au sujet la distinction entre deux couleurs ; un mouvement de la main droite devait signaler l'une des couleurs, un mouvement de la main gauche l'autre ; il y avait ici double distinction ou double choix à accomplir ; cette série, exécutée sur cinq personnes, donna en effet un résultat encore plus marqué que la précédente : le retard *psychologique*, s'il est permis de s'exprimer ainsi, fut de 0,12 à 0,18 de seconde.

Une expérience très analogue à celle-ci est la suivante : Il existe des tubes de Geissler, pliés en forme de lettres de l'alphabet, qui s'illuminent au moment du passage de l'étincelle électrique. Donders faisait apparaître alternativement de cette manière deux voyelles que l'aide devait répéter à haute voix ; dans une première série l'aide savait d'avance laquelle des deux voyelles allait apparaître ; dans une seconde série, au contraire, il n'était pas prévenu et devait par conséquent distinguer entre elles avant de donner le signal convenu ; la prolongation du temps de réaction dans cette dernière série fut de 0,16 de seconde en moyenne.

Voulant enfin expérimenter aussi les impressions auditives, Donders recommença ses observations en faisant répéter par un aide une voyelle qu'il prononçait lui-même; dans la première série, il prévenait son aide qu'il prononcerait telle ou telle voyelle; dans la seconde, il ne le prévenait pas et choisissait arbitrairement la voyelle qui devait être répétée. La première série donna 0,18 de seconde, la deuxième plus 0,2, et cette différence se réduisit d'un tiers par l'exercice. Cependant, quoique dans ces dernières expériences il n'y eût entre les deux séries comparatives d'autre différence que celle de l'acte psychique un peu plus compliqué dans le cas où il s'agissait de distinguer entre plusieurs impressions et de choisir entre plusieurs réactions, il restait à écarter une objection, plausible surtout pour les cas où l'aide avait à prononcer des voyelles non connues à l'avance : on pouvait dire, en effet, que la prolongation du temps physiologique dépendait de l'accommodation de l'appareil vocal, accommodation différente selon le son qui devait être produit.

Cette objection n'échappa pas à Donders et l'engagea à faire d'autres expériences dans lesquelles l'accommodation des muscles fût séparée de l'acte purement psychique impliqué dans l'observation. Il imagina alors de prononcer différentes voyelles, mais de n'en faire répéter qu'une seule et toujours la même, chaque fois qu'elle se présentait; les autres devaient rester sans réponse. De telle sorte, l'aide, sans savoir à l'avance quelle voyelle allait être prononcée, avait ses organes vocaux toujours prêts à produire le son convenu, dès qu'il frappait son ouïe. Trois séries d'expériences comparatives furent instituées d'après ce plan. Dans la première l'expérimentateur prononçait une seule voyelle que l'aide devait répéter; dans la deuxième, l'expérimentateur prononçait diverses voyelles que l'aide devait prononcer toutes; enfin, dans la troisième, l'expérimentateur prononçait aussi diverses voyelles, mais l'aide n'en devait répéter qu'une, convenue à l'avance. Voici les résultats qui furent obtenus :

Moyenne du temps physiologique.

Pour la 1re série....	0,201 de seconde.
— 2e —	0,284 —
— 3e —	0,237 —

On voit, d'après ces chiffres, que l'effectuation d'un mouvement inattendu requiert, en effet, un certain temps qui est exprimé par la différence entre la deuxième et la troisième série, ou 0,047 de seconde. Mais il reste incertain si cette différence est due à l'acte volitif, à l'opération mentale, ou seulement à l'accommodation musculaire. — Au contraire, la différence entre la première et la troisième série, soit 0,036 de seconde, ne peut être due qu'à l'acte purement psychique, à la *distinction* entre les deux impressions.

Schiff fit également un grand nombre d'observations de ce genre ; voici, sans entrer dans trop de détails, quelle était la disposition générale de ses expériences.

Pour signaler la perception, il se servait d'un manipulateur télégraphique dont le bouton, en s'abaissant, envoyait un courant d'induction dans un muscle de grenouille fraîchement séparé et relié à l'appareil au moyen d'une aiguille enfoncée dans la substance du muscle, de sorte que la contraction de celui-ci s'enregistrait elle-même sur le chronographe. Ce procédé faisait perdre un peu de temps, attendu que la contraction du muscle irrité directement, ne se produit que 10 à 13 millièmes de seconde après la fermeture du courant; mais cette perte de temps étant invariablement la même dans les deux séries comparatives, ne pouvait influer d'aucune façon sur la *différence* que l'on cherchait. — Quand tout était disposé, le professeur faisait fermer le circuit par un aide. Le courant parcourait le muscle, en produisait la contraction, et cette contraction s'enregistrait sur le chronographe. Un embranchement du même courant allait dans une chambre voisine, et mettait en mouvement le miroir d'un galvanomètre excessivement sensible, que le professeur observait par une lunette; il tenait la main posée sur le bouton d'un autre manipulateur, et dès que la déviation du miroir commençait, il pressait sur le bouton. Le manipulateur fermait un second courant induit, égal en intensité au premier et avec une résistance égale dans le circuit; les fils de cette seconde pile allaient à une aiguille, enfoncée dans l'autre muscle de la même grenouille, qui, en se contractant, inscrivait sur le cylindre le mouvement du second manipulateur; ce dernier signe venait se placer à côté du premier, correspondant à la contraction du premier muscle et au mouvement du premier manipulateur; la distance entre les deux signes mesurait le temps écoulé entre le premier et le dernier. — Dans la première série on mesura le temps physiologique nécessaire pour que la déviation du miroir, dans un sens connu à l'avance, fût signalée par une pression de la main; on trouva de cette manière 0,27 de seconde en moyenne; ce temps s'allongea considérablement dans la seconde série, dans laquelle l'aide pouvait intervertir à l'insu du professeur la direction du courant et, par conséquent, la déviation du miroir, tandis que le signal convenu ne devait être donné que lorsque le miroir se déplaçait par exemple à droite. Il y eut une augmentation très considérable du temps de réaction dans cette dernière série comparativement à la première; l'intervalle constaté dans ces observations est en général très long; probablement parce qu'elles ne furent pas suffisamment continuées; il aurait sans aucun doute pu être considérablement réduit par un exercice prolongé, mais Schiff fut détourné de ces expériences par d'autres recherches bien plus importantes, dont nous aurons à nous occuper plus loin.

Quelques années plus tard, j'ai moi-même fait de nombreuses expériences analogues, et j'ai constaté des différences intéressantes dans la durée du temps de réaction selon l'*âge* et le *sexe* des sujets ; je donne en appendice un résumé des principaux résultats que j'ai obtenus.

Les recherches commencées par Donders ont été poursuivies et développées par un grand nombre d'expérimentateurs, tout particulièrement par Wundt ; les résultats auxquels ils sont arrivés sont du plus haut intérêt et se trouvent consignés dans de nombreux ouvrages ; il m'est impossible de m'y arrêter ici ; on en trouvera un excellent exposé dans le livre de Th. Ribot, intitulé : *La Psychologie allemande contemporaine*, au chapitre « Durée des Actes psychiques ».

Pour mon but actuel, les exemples qui précèdent suffisent amplement. La seule chose dont j'aie besoin, c'est la constatation claire et incontestable du fait fondamental dont découle le principe ou la démonstration que je me suis proposé de donner. Or, les exemples cités démontrent à l'évidence que l'acte psychique le plus élémentaire, la plus simple distinction entre deux impressions dissemblables, n'est pas un phénomène instantané, mais a besoin pour se produire d'un certain temps qui vient s'ajouter à la durée de la transmission centripète, du réflexe central, de la transmission centrifuge et de l'entrée en contraction des muscles qui doivent donner le signal; ils démontrent de plus que le surplus de temps constaté dans ces conditions est relativement très long si on le compare à la vitesse de la plupart des mouvements physiques.

§ II. — *Les Conséquences.*

A la fin du chapitre précédent, en étudiant un acte de la vie de relation impliquant un acte psychique, nous avons vu que la partie psychique du phénomène a sa source dans un mouvement centripète et son débouché dans un mouvement centrifuge; nous en avons induit que l'activité psychique elle-même doit être et ne peut pas être autre chose qu'un mouvement; au commencement du présent chapitre, nous avons pris cette induction comme point de départ et nous en avons déduit que l'accomplissement de tout acte psychique doit exiger un certain temps; l'expérience a confirmé cette déduction ; la confirmation est complète et définitive et, à ce point de vue, notre but est atteint et le présent chapitre est clos. Mais je tiens à faire ressortir que le fait de la durée des actes psychiques constitue à lui seul une preuve directe et suffisante de la thèse que nous soutenons, accord assurément très significatif, car il redouble la certitude de notre conclusion. En effet, si nous faisons abstraction pour le moment de tout ce qui a été dit à la fin du premier chapitre et si nous prenons le fait de la durée des actes psychiques pour point de départ d'un raisonnement inductif, nous arriverons forcément à la conclusion suivante : tout processus qui demande un certain temps ne pouvant être autre chose qu'un mouvement, l'activité psychique doit être, elle aussi, un mouvement.

Voici le raisonnement en question, que je tire d'une précieuse brochure de M. Schiff, publiée il y a longtemps à Florence et depuis longtemps épuisée.

« Toute opération mentale est le produit de certaines conditions. Dans les expériences rapportées tout à l'heure, la condition *principale* est l'arrivée d'une sensation dans le substratum de l'intelligence. Mais cette condition est loin d'être *la seule*. Pour devenir perception, la sensation doit se combiner avec des idées déjà antérieurement acquises, autrement elle ne pourrait pas être distinguée. L'intellect doit déjà contenir, s'il s'agit de couleurs par exemple, l'idée de rouge et l'idée de blanc différenciées pour être apte à reconnaître et à spécifier l'un et l'autre ; il doit contenir l'idée de droite et celle de gauche pour reconnaître le sens de la déviation du miroir galvanométrique, etc. Il y a de plus un mouvement à exécuter, un signal à donner, conformément à une convention préalable qui détermine la signification de ce mouvement. L'attention doit être éveillée dès le commencement de l'expérience, afin que l'impression puisse être perçue et classifiée avec le plus petit retard possible. Toutes ces conditions étant réunies, lorsque l'impression sensorielle trouve en nous le terrain préparé, grâce aux connaissances antérieurement acquises, ainsi qu'à l'effort volontaire qui concentre l'attention sur l'impression et sur ses attributs, — alors l'acte intellectuel en découle comme un effet inévitable et ce qui était condition devient cause, efficiente et nécessaire. Dans les expériences rapportées plus haut, cet ensemble de circonstances et de conditions était réalisé et occupait la sphère psychique ; néanmoins, un certain temps s'écoule invariablement jusqu'à la production de l'effet. Y aurait-il entre la réalisation d'un ensemble donné de causes et la manifestation de l'effet correspondant, un intervalle de temps inactif ? Cette manière de voir serait assurément nouvelle et il est évident que, posée dans ces termes absolus et généraux, la question ne comporte qu'une réponse : Non. »

« Partout, dans la nature, où nous pouvons reconnaître ou nous représenter un ensemble suffisant de causes, celles-ci renferment déjà en elles-mêmes tout le mouvement évolutif qui engendre l'effet : le fait que les causes sont réunies, signifie que le mouvement de transformation est déjà commencé et que l'effet n'en sera que la simple continuation. Un mouvement, une fois commencé, ne peut être interrompu, même pendant un intervalle de temps infiniment petit, sans être anéanti, sans que, pour qu'il puisse continuer ou reprendre, les causes qui l'ont produit soient de nouveau actives. Mais alors ce n'est pas le *premier* mouvement qui continue, mais un *autre* mouvement, nouvellement produit. Supposons, entre les causes et leur effet prochain, un intervalle de moins d'un millionième de seconde; — il est clair qu'alors les causes *ne suffisaient pas* pour produire l'effet. Il y a solution de continuité; les causes, ou bien ce qui était regardé comme tel, sont séparées de l'effet et pour relier ou rattacher les causes à cet effet, il faut une nouvelle impulsion, c'est-à-dire une cause de plus, une autre cause. Donc l'ensemble des causes n'était pas encore complet. Dans ce cas, ce qui paraissait être l'ensemble causal ne l'était pas, et en réalité n'en était qu'une partie. Une lacune dans la production de l'effet, un temps inerte, rompt l'influence de la cause sur son produit et une suspension du mouvement pour un millionième de seconde est une suspension de ce mouvement-là pour l'éternité. »

« Nous disons que l'effet doit suivre immédiatement la cause et que la production de l'effet ne doit demander aucun temps. On ne manquera pas d'objecter que, dans la nature, nous ne connaissons pas *un seul* effet dont la production n'exige un certain temps, quelque court qu'on veuille l'imaginer. Même l'effet de la foudre, quoique instantané, n'est pas absolument immédiat. Pareillement l'électricité de tension, dont les effets semblent immédiats, a besoin d'un certain temps pour se propager dans un fil conducteur, temps excessivement court, il est vrai; mais si même une seconde seule suffit à l'électricité pour parcourir un fil ayant dix fois la longueur de la circonférence de la terre, encore faut-il cette seconde pour que l'effet se réalise ».

« Je ne puis pas accepter cette argumentation; étant données les conditions pour la production de l'électricité, celle-ci se produit immédiatement, mais *seulement là où ces conditions existent*, c'est-à-dire dans le segment du fil contigu au générateur. La présence du courant ou du mouvement dans ce segment du fil produit, comme *effet immédiat*, l'électricité dans un très petit segment adjacent et ainsi de suite. L'électricité du premier segment devient la cause de la présence de l'électricité dans le segment subséquent et l'arrivée de l'électricité au bout du circuit n'est pas l'effet immédiat de la cause qui produit l'électricité, mais un effet *composé de l'effet des effets*, se reproduisant couche par couche, d'une manière *continue*. Ce n'est pas que l'électricité se produise après un certain temps : c'est la longueur et la résistance du conducteur qui retarde l'apparition de *ce que nous considérons comme l'effet primitif* de l'électricité, tandis qu'en réalité ce n'est qu'un effet *secondaire* des changements ayant lieu couche par couche dans le conducteur. C'est pour cela que la même décharge électrique s'opère plus lentement, lorsque la résistance du conducteur est augmentée, que la vitesse diminue de beaucoup si, au lieu d'un fil de cuivre, nous prenons un fil de fer. »

« En thèse générale, tous les faits s'accordent à démontrer que si, entre l'effet supposé et la cause, il y a un intervalle de temps, ce temps ne rompt pas la *continuité* du phénomène; quelle est donc la signification de cet intervalle? De deux choses l'une : ou bien il y a propagation du premier et véritable effet à travers diverses couches homogènes, jusqu'au point où il se révèle à notre observation ; ou bien l'effet est conduit à travers des couches successives qui lui opposent une certaine résistance devant être surmontée par une accumulation d'impulsions. Or la résistance n'est possible que d'un point à un autre du même corps ou d'un corps à un autre corps. Cela posé, si la logique exige qu'entre l'ensemble suffisant de causes et son effet il n'y ait jamais un moment de temps inerte, tandis que tous les mouvements que nous observons absorbent du temps, il est clair que cela arrive parce que le substratum de tous ces phénomènes est étendu et composé de parties dont chacune, pour son propre compte, doit reproduire et quelquefois modifier le mouvement résultant immédiatement de la cause. Ainsi partout où, entre la cause et l'effet, il s'interpose un certain temps, nous pouvons affirmer que le substratum du phénomène est étendu et composé. Or nous venons de voir que dans la sphère mentale, après que toutes les conditions connues, extérieures et intérieures, se trouvent réunies, il faut néanmoins un certain temps jusqu'à ce que se produise l'effet, c'est-à-dire l'acte mental; il me semble donc que nous pouvons conclure, avec tout le droit que nous en donne l'analyse scientifique, *que le substratum de l'esprit est un être étendu et composé.* »

J'ai tenu à donner tout au long l'argumentation de Schiff. Nous pouvons la résumer et arriver à notre conclusion de la manière suivante : l'effet immédiat d'un ensemble de conditions ne peut être séparé de sa cause par aucun intervalle de temps, car un temps inerte entre la cause et l'effet romprait absolument et à tout jamais toute espèce de lien entre eux; par conséquent, si, *en apparence*, l'effet n'a pas lieu au moment même où la cause a lieu, cela prouve de deux choses l'une : ou bien que nous considérons à tort ces conditions comme *suffisantes* pour le produire et que sa production exige, soit une plus grande intensité des mêmes conditions, soit une ou plusieurs conditions de plus; ou bien que nous le considérons à tort comme l'effet *immédiat* de ce complexus causal, et qu'il est au contraire l'effet *final* d'une série de changements, ayant la cause dont il s'agit pour point de départ, changements qui se déroulent souvent à notre insu. Le temps *appa-*

remment inerte qui s'écoule dans ce cas, a été employé en réalité à la transmission de proche en proche, dans un milieu étendu, résistant et composé, d'un effet voilé, devenu cause à son tour, jusqu'à ce que, à un moment donné, toutes les conditions de l'effet final que nous attendions se trouvent complétées; l'effet se produit alors *immédiatement*. Or, comme la production d'un acte psychique exige un temps relativement très long et apparemment inerte entre la cause qui en est le point de départ et la réalisation de l'acte lui-même, nous devons en conclure que cet acte a lieu dans un substratum étendu, résistant et composé, de même que tous les autres phénomènes de la nature; comme de plus tout intervalle est employé à la transmission et éventuellement à la modification de l'impulsion extérieure dans l'intérieur du substratum, et comme enfin toute transmission ou modification se réduit en dernière analyse à une forme de mouvement, il en résulte que *tout acte psychique consiste en une transmission et en une modification d'une impulsion extérieure, c'est-à-dire en une forme particulière de mouvement.*

Telle est la généralisation ou la conclusion inductive, que les nombreux faits, dûment constatés, relatifs à la durée des actes psychiques nous autorisent à formuler, et nous imposent même, à l'exclusion de toute autre.

Dans les chapitres suivants, nous passerons à la vérification des déductions qui se présentent d'elles-mêmes à la suite du résultat obtenu ; nous aurons à examiner les trois corollaires principaux qui en découlent : le *corollaire physique*, le *corollaire biologique* et le *corollaire psychologique*.

APPENDICE

Au commencement de l'année 1879, j'ai fait à Florence une série d'expériences assez nombreuses sur une quarantaine d'individus de différents âges et des deux sexes, pour voir si ces deux facteurs modifient sensiblement le temps de réaction.

J'ai été frappé dès l'abord par la lenteur avec laquelle réagissent les enfants, même s'il s'agit d'un mouvement simple à exécuter, en réponse à une impression également simple, par exemple : retirer la main qu'on touche. J'ai pensé alors que la différence deviendrait encore plus considérable si la réaction convenue exigeait *l'association de deux mouvements* qui ne sont pas habituellement associés, par exemple : retirer en même temps la main et le pied du même côté. Malgré les efforts des sujets, ces deux mouvements ne s'accomplissent presque jamais simultanément, et c'est en général la main qui se retire la première. Les adultes de 20 à 40 ans m'ont donné pour le pied 0,318 et pour la main 0,283; les enfants de 4 à 15 ans m'ont donné pour le pied 0,654 et pour la main 0,630. Ces dernières moyennes, qui résultent d'environ 400 expériences, se décomposent de la manière suivante : de 4 à 5 ans, 1,068 pour le pied et 1,043 pour la main; de 5 à 10 ans, 0,544 et 0,532; de 10 à 15 ans, 0,351 et 0,315. Il résulte de ces chiffres, avec toute l'évidence désirable, que le processus de coordination ou d'association de deux mouvements exige beaucoup plus de temps chez les enfants que chez l'adulte.

Age.	Sexe masculin.		Sexe féminin.	
De 5 à 10 ans...	Pied..	0,548	Pied..	0,535
	Main..	0,538	Main.	0,525
De 10 à 15 ans..	Pied..	0.343	Pied..	0,400
	Main.	0.336	Main.	0,350
Après 15 ans....	Pied..	0,318	Pied..	0,400
	Main.	0,283	Main.	0,365

Mais en subdivisant l'ensemble de ces résultats d'après le sexe des sujets, il en ressort un fait peut-être encore plus intéressant.

On voit d'après ces chiffres que les filles réagissent d'abord plus vite que les garçons ; mais tandis que chez ces derniers la réaction s'accélère régulièrement jusqu'à l'adolescence, chez les premières elle s'accélère moins rapidement et s'arrête à une rapidité inférieure à celle du sexe masculin et qui se maintient pendant toute la vie. *A priori* on n'aurait certainement pas cru que les femmes réagissent plus lentement que les hommes.

Voici une série d'exemples individuels destinés à montrer la marche régulière de l'accélération qui accompagne le développement; les sujets sont tous des garçons, et les chiffres représentent les moyennes fournies par au moins *dix* observations faites sur chaque individu :

A. 7 ans....	Pied, 0,600	Main, 0,620
B. 8 ans....	— 0,575	— 0,585
C. 9 ans. ..	— 0,450	— 0,490
D. 10 ans. ..	— 0,443	— 0,413
E. 11 ans. ..	— 0,386	— 0,364
F. 12 ans. ..	— 0,356	— 0,329
G. 13 ans. ..	— 0,333	— 0,318
H. 14 ans. ..	— 0,300	— 0,273
I. 15 ans. ..	— 0,295	— 0,254

Je n'ai pas indiqué dans cette série d'exemples

individuels d'un âge inférieur à 7 ans, parce qu'ils sont très irréguliers et quelquefois excessivement longs.

Dans ces expériences, l'impression tactile était appliquée au pied et non à la main, ce qui rend très curieux le fait qu'à partir de l'individu âgé de 10 ans, c'est néanmoins la main qui se retirait avant le pied, tandis que le contraire avait lieu chez les individus moins âgés; de plus, on voit qu'à l'âge de 14 ou 15 ans, le temps de réaction atteint un maximum de rapidité, la moyenne étant inférieure à celle de l'âge adulte.

Pendant le cours de ces observations, j'ai pu constater occasionnellement plusieurs faits intéressants.

Ainsi, par exemple, parmi les sujets adultes qui ont bien voulu se prêter à ces expériences, il y avait des Italiens de différentes provinces; eh bien, ceux des provinces méridionales réagissaient régulièrement moins vite que ceux des provinces septentrionales, et c'est un Norwégien qui m'a donné les chiffres les plus petits.

Je ne sais pas si en comparant un très

grand nombre d'individus de différentes nationalités on arriverait à établir entre les races des différences constantes dans le même sens que celles que j'ai obtenues, par hasard peut-être, sur le petit nombre d'individus que j'ai examinés, c'est-à-dire si, en général, les races septentrionales réagissent plus vite que les races méridionales ; j'aurais bien désiré reprendre ces observations sur quelques nègres, mais je n'en ai jamais eu l'occasion.

Par contre, j'ai pu observer trois individus, deux hommes et une femme de race japonaise, qui faisaient partie d'une troupe de jongleurs, dont l'habileté et la rapidité extraordinaires dans les exercices d'adresse émerveillaient tout le monde ; après bien des doutes et des hésitations, ils se décidèrent enfin à venir au laboratoire pour s'assurer de leurs propres yeux que l'expérience que je leur proposais n'offrait aucun danger ; ils ne consentirent cependant à s'y soumettre que lorsque je leur eus promis de leur faire cadeau du tracé graphique qui en résulterait et qui leur servirait de certificat objectif de la rapidité de leurs mouvements. Quelle ne fut pas ma surprise et le désappointement des Japonais, lorsque nous constatâmes sur les tracés en question qu'ils réagissaient beaucoup plus lentement que la moyenne des Européens!

Parmi mes jeunes sujets, j'en ai eu deux à développement cérébral très imparfait, l'un était pour le moins très stupide, et l'autre presque idiot; les deux ont réagi avec une lenteur surprenante; ceci est tout à fait d'accord avec des observations faites en très grand nombre par Buccola, qui a trouvé que presque tous les aliénés, sauf quelques cas d'excitation maniaque, offraient un retard plus ou moins considérable de la réaction, surtout les imbéciles et les idiots. Obersteiner a observé que chez un sujet dont la réaction à l'état normal est de 0,133, donnait 0,183 lorsqu'il était fatigué, et 0,171 lorsqu'il avait mal à la tête; étant sujet à de fréquents maux de tête, j'ai pu constater sur moi-même que le ralentissement est proportionnel à l'intensité du mal de tête.

Obersteiner a aussi fait des observations sur l'attention qui, à vrai dire, sont plutôt des expériences sur la *distraction;* il comparait en effet le temps de réaction donné par le sujet répondant simplement à l'impression expérimentale, à celui que le même sujet donnait à la même impression, mais avec cette différence qu'elle venait le frapper pendant que son attention était occupée par une autre impression prolongée et de nature complètement différente, par exemple, un morceau de musique; par rapport à l'impression expérimentale, c'est donc bien l'influence de la distraction que l'on observe ainsi; il résulte des expériences d'Obersteiner que, dans ces cas, le temps de réaction devient plus long.

Il est plus difficile qu'on ne pense de faire des expériences sur l'attention; pour donner une idée de cette difficulté, il suffira de rappeler que si l'on prévient le sujet que l'impression va avoir lieu dans un instant, et qu'on le prie de l'attendre avec la plus grande attention, afin d'y réagir aussi vite que possible, il arrive qu'à un moment donné, l'individu réagit *avant* d'avoir reçu l'impression convenue; la représentation de l'impression attendue acquiert dans ce cas une intensité suffisante pour devenir hallucinatoire, et l'individu croit avoir ressenti une impression qui, en réalité, n'a pas eu lieu.

Pendant les recherches indiquées précédemment, le hasard m'a fourni plusieurs occasions d'observer l'influence de l'attention plus ou moins concentrée sur le mouvement à exécuter, ou plus ou moins détournée de lui par une impression incidente et casuelle; l'ensemble de ces faits m'a laissé l'impression suivante :

C'est que l'attention raccourcit le temps de réaction chez les sujets novices et tant qu'ils ne sont pas habitués par un exercice assez prolongé à exécuter pour ainsi dire machinalement le mouvement convenu.

Mais dès que l'habitude est prise, dès que la réaction est devenue suffisamment automatique, l'attention trop fortement attirée sur cette réaction la dérange souvent et la retarde, tandis que dans ce même cas la distraction la rapproche.

Ainsi, par exemple, un homme sur lequel j'ai fait un grand nombre d'expériences et qui réagissait avec une rapidité moyenne, très régulière, réagit une fois beaucoup plus vite que d'habitude; que s'était-il passé? Au moment où l'expérience allait être faite quelqu'un avait frappé à la porte du laboratoire et mon homme s'était mis à penser qui cela pouvait être : il n'avait aucune conscience de l'impression expérimentale et avait réagi sans s'en apercevoir.

DEUXIÈME PARTIE

LES TROIS COROLLAIRES

CHAPITRE I

COROLLAIRE PHYSIQUE

Toute forme de mouvement étant liée à la production de celle qui constitue la chaleur, et l'activité psychique étant une forme particulière de mouvement, nous pouvons en déduire que l'activité psychique doit être liée à la production d'une certaine quantité de chaleur. Cette déduction est en effet pleinement confirmée par l'expérience.

Je vais exposer les longues et pénibles recherches de Maurice Schiff sur ce sujet, recherches qui, malgré leur haute importance, ont été singulièrement négligées dans la littérature scientifique des dernières années, par les psychologues aussi bien que par les physiologistes (1).

M. Schiff, dans un mémoire fort étendu, a exposé sa méthode, décrit ses appareils et formulé les résultats qu'il a obtenus de ses expériences. Son travail est *trop complet* pour être d'une lecture facile; il n'est guère accessible qu'aux spécialistes; l'énumération, à chaque pas, des nombreuses sources d'erreurs, leur analyse, leur discussion, leur réfutation l'entraînent souvent dans de longues digressions, au milieu desquelles la question principale est quelquefois peu apparente. Je ne fais qu'un résumé de ce mémoire, en m'attachant surtout aux résultats *sûrs* auxquels M. Schiff est arrivé; mais le fait que je suis un témoin oculaire des expériences dont il s'agit, augmentera, je l'es-

(1) *Archives de Physiologie*, mars-avril 1869 à juillet-août 1870. — On voit, d'après ces dates, que malheureusement tout ce travail a été conçu et achevé avant la grande découverte de Fritsch ut Hitzig, point de départ des recherches modernes sur les « localisations centrales ».

père, la valeur de mon résumé aux yeux des lecteurs qui résisteront au désir de lire le mémoire original.

Après avoir indiqué l'intérêt, purement physiologique, qu'il y a à constater si les impressions sensitives directes et simples produisent un échauffement dans les hémisphères cérébraux, M. Schiff annonce ainsi la portée immense, au point de vue psychologique, du résultat qui ressort de ses expériences : « Si ensuite, nous trouvions que le dégagement de chaleur dû à une simple sensation ou à une impression sensorielle immédiate, est quantitativement inférieur à l'échauffement local produit par une impression semblable, ou même moins intense, *mais accompagnée d'un acte « psychique »*, nous en déduirions, avec une probabilité très grande, que le mouvement moléculaire, source du dégagement de chaleur dans le cerveau, a été plus vif dans le dernier cas que dans le premier. Et, s'il en était ainsi, *les actes psychiques eux-mêmes seraient liés à un mouvement matériel.* »

M. Schiff divise son travail en deux parties : 1° production de chaleur dans les troncs nerveux, et 2° production de chaleur dans le cerveau; c'est à la seconde que nous nous intéressons surtout, la première ne contient d'ailleurs rien d'essentiellement nouveau.

Dès 1848, M. Helmholtz fit des recherches pour savoir si les nerfs offrent une élévation de température quand ils sont irrités, c'est-à-dire durant la transmission d'une impulsion motrice ou sensitive le long de leurs fibres. Ses résultats ne sont pas décisifs, car les moyens dont la science disposait alors étaient insuffisants pour résoudre la question.

Plus tard Valentin s'en occupa et se servit des appareils les plus sensibles de la thermométrie actuelle: il constata un léger échauffement des nerfs, se manifestant toutes les fois qu'ils entrent en activité.

Presque en même temps, Schiff étudiait la même question; ses résultats confirment pleinement ceux de Valentin; les expériences de ces deux éminents physiologistes prouvent que les nerfs sont plus chauds pendant l'activité que pendant le repos.

Passons à la production de la chaleur dans le cerveau.

1° *Expériences sur des animaux narcotisés.* — C'est généralement du *curare* et quelquefois de l'*alcool* que M. Schiff se sert pour immobiliser les animaux destinés à cette série d'expériences ; dans le premier cas, la respiration artificielle est indispensable pour éviter la mort de l'animal. Lorsque celui-ci est suffisamment narcotisé, M. Schiff perfore le crâne à distances égales de la ligne médiane, et introduit dans le cerveau, aussi symétriquement que possible, les deux éléments de la pile thermo-électrique. Il en résulte, au moment de la clôture du circuit, une forte déviation et de longues oscillations du miroir du galvanomètre. On est condamné à attendre, fort longtemps quelquefois, l'équilibration de ces excursions avant de pouvoir risquer une irritation avec l'espoir d'en reconnaître l'effet ; sauf de rares exceptions, on attendrait en vain l'immobilité complète de l'échelle ; il faut se contenter d'oscillations lentes et régulières autour du *zéro*. Dès que l'on s'est bien assuré de leur extension, on attend la fin d'une oscillation, c'est-à-dire le moment où le miroir ralentit sa marche et est sur le point de s'arrêter pour rebrousser chemin ; dans ce moment, l'on touche très légèrement l'une des extrémités de l'animal. Cette irritation peut produire deux effets différents : ou bien le miroir, au lieu de s'arrêter au point culminant de sa déviation, *rebrousse immédiatement chemin*, ou bien l'échelle, presque sans mouvement avant l'irritation, accélère de nouveau sa marche et prolonge son excursion de quelques degrés *au delà du point de culmination* habituel. Cette nouvelle impulsion est l'effet de l'irritation. On s'en assure en répétant plusieurs fois la même expérience, après avoir toujours observé, entre deux, les oscillations normales du miroir : on peut contrôler le fait en produisant l'irritation au moment où le miroir atteint le maximum opposé de ses excursions normales : on le voit alors retourner brusquement en sens inverse, *avant d'arriver* à ce maximum.

Ces expériences prouvent qu'une irritation périphérique produit *une différence de température* entre les deux points du cerveau qui sont en contact avec les pôles de la pile thermo-électrique. Après avoir démontré que cette différence est indépendante de la manipulation qui produit l'irritation, M. Schiff se demanda si elle tient à *l'échauffement* de l'un des points examinés ou bien au refroidissement de l'autre? « Quoique les expériences faites sur les troncs nerveux rendissent éminemment probable que la différence de température est due à un échauffement de celui des deux points comparés qui se trouve plus fortement excité par l'irritation sensible, cette probabilité ne pouvait pas nous suffire et nous avons cherché à en fournir la preuve directe. Sur des chats et des lapins, empoisonnés par le curare, nous avons découvert les hémisphères cérébraux dans le milieu de leur plus grand diamètre, et nous avons implanté l'une des aiguilles thermo-électriques dans le tiers médian de l'hémisphère droit, l'autre dans le tiers interne de l'hémisphère gauche. Puis nous avons irrité plusieurs points sensibles, soit de la moitié gauche, soit de la moitié droite du corps. Toutes ces irritations produisaient une déviation indiquant une température plus élevée dans l'aiguille en contact avec l'hémisphère *droit*. Ce résultat était-il dû à une élévation réelle de la température du tiers moyen de l'hémisphère droit ou bien à un abaissement de la température du tiers interne de l'hémisphère gauche ? Pour décider cette question, nous avons besoin d'un élément nouveau qui va nous être fourni par le cervelet. Sur les mêmes animaux, nous avons introduit les deux aiguilles dans différents points du cervelet, sans intéresser les corps quadrijumeaux, ni la moelle allongée, et, chose remarquable, ni les irritations mécaniques, ni les irritations électriques du tronc ou des extrémités de l'animal n'ont produit une déviation du miroir. Il faut donc en conclure que le cervelet reste étranger à la conduction des impressions sensitives provenant du tronc et des extrémités » — Si maintenant l'on répète l'expérience en fixant l'une des aiguilles dans le cervelet, *dont la température ne varie pas*, et l'autre au même point de l'hémisphère gauche du cerveau, on se convainc que la déviation du miroir produite par l'irritation indique toujours *une élévation de température dans le cerveau ;* ceci nous autorise à affirmer que la déviation observée dans les expériences sur le cerveau est l'expression thermo-galvanométrique d'un échauffement réel de l'un des deux points comparés, et, de plus, « que l'élévation de température existe *dans les deux points comparés du cerveau*, qu'elle existe dans le cas spécial dont il s'agit, dans la moitié *gauche*, et, à un degré encore supérieur, dans la moitié *droite*. C'est la *différence* entre ces deux échauffements, différence en faveur de l'hémisphère droit, qui nous a été révélée dans notre prmière expérience par la déviation de l'échelle. »

Voici comment M. Schiff exprime le résultat général d'un très grand nombre d'expériences semblables :

« De ce que nous venons d'indiquer, il paraît résulter que c'est toujours la température de la zone médiane qui l'emporte sur celle des autres zones. Il paraît donc que les impressions sensibles, quoique réagissant sur tout le cerveau, ont une influence plus marquée sur la partie moyenne de chacun des hémisphères, et que si l'on compare la partie interne avec la partie externe, c'est la première qui se montre le plus active au moment d'une excitation sensitive du corps..... Comme on le voit, il ressort de ces expériences qu'en général une excitation sensitive agit sur les deux hémisphères et à ce qu'il paraît d'une manière à peu près égale. Ce fait est d'accord avec les données de l'expérimentation directe et de l'anatomie pathologique, qui prouvent que les deux hémisphères cérébraux n'ont pas de fonctions distinctes, ne sont pas dans une relation différente avec les deux côtés du corps (1). »

M. Schiff termine ses expériences sur des animaux narcotisés en essayant de constater l'effet calorifique d'une irritation des sens supérieurs, c'est l'ouïe qu'il met à l'épreuve. Il observe que le son strident d'un sifflet fait dévier le miroir dans l'un ou dans l'autre sens, avec une rapidité et dans une étendue telles qu'il est très facile de distinguer la nouvelle impulsion des oscillations précédentes, si celles-ci avaient encore existé avant l'irritation.

« Je ne suis parvenu que *onze fois* à constater le phénomène en question, avec toute la rigueur désirable... probablement il faut un degré déterminé de la narcotisation pour que l'ouïe soit encore excitable au juste degré qu'exige cette expérience... Dans *huit* de ces observations, le sens de la déviation était le même que celui qui se voyait après une excitation cutanée des membres ; dans

(1) *L. C.* Janvier-février 1870, p. 24 et mars-avril 1870, p. 198.

les trois autres, le miroir déviait en sens opposé. Dans ces trois cas, les aiguilles étaient fixées dans les lobes postérieurs des deux hémisphères. — On verra plus tard que si l'effet calorifique des excitations auditives ne s'est montré que rarement et, pour ainsi dire, exceptionnellement chez les animaux narcotisés, il devient au contraire un des phénomènes les plus faciles à constater chez les animaux préparés d'après une autre méthode (non narcotisés). Mais, alors déjà, je pouvais conclure de mes expériences que l'excitation d'un des sens supérieurs peut, dans ces conditions favorables, c'est-à-dire si elle arrive encore jusqu'au cerveau, produire une déviation de température de cet organe et il restait seulement douteux, si ce dégagement de chaleur était l'expression de la *conduction* de l'excitation vers le centre proprement dit ou celle d'une action réflexe, *d'un acte psychique*, produit par cette excitation après son arrivée au point central. »

2° *Expériences sur les animaux non narcotisés.* — Ce qui empêchait M. Schiff d'opérer sur des animaux non narcotisés, c'était la crainte de voir se produire dans le cerveau, sous l'influence des mouvements et surtout des émotions intérieures des animaux, des oscillations de température incessantes, qui eussent rendu impossible la constatation de l'effet d'une irritation. Heureusement cette crainte n'était pas fondée. « Dans une expérience faite, sans grand espoir de succès, sur un chien vivant, dans le cerveau duquel nous avons implanté deux aiguilles thermo-électriques, nous fûmes frappés par l'immobilité que présentait le miroir, en l'absence de toute excitation artificielle de l'animal, qui, lui-même, paraissait plongé dans une sorte d'assoupissement. »

Cette observation fut le point de départ de la seconde série d'expériences, de beaucoup les plus intéressantes, faites sur des chiens et des poulets. Voici la méthode appliquée aux premiers :

Chez des chiens éthérisés, on perçait le crâne en deux endroits, correspondant aux deux points des hémisphères dont on voulait comparer la température ; par ces ouvertures, l'on introduisait dans le cerveau les aiguilles thermo-électriques dont les parties supérieures, divergentes, se fixaient par frottement dans la plaie de l'os; on abandonnait ensuite l'animal à lui-même pendant deux jours pour le laisser se rétablir autant que possible; au bout de ce temps, la plupart des chiens recommençaient à manger. Dans les cas favorables, ceux où la plaie de l'os retenait fortement les éléments thermo-électriques et ne leur permettait point de mouvements, on plaçait l'animal sur la table d'observation, recouverte d'un tapis épais et mou; on leur donnait du lait, de la viande, on les caressait pendant une demi-heure, une heure, jusqu'à ce qu'ils s'habituassent à leur nouvelle position. On fermait alors le circuit thermo-galvanométrique, ce qui produisait une forte déviation du miroir, qui cependant arrivait beaucoup plus vite que chez les animaux narcotisés au repos relatif, aux environs du zéro de l'échelle; celle-ci offrait même parfois des moments assez prolongés de repos complet, ce qui permettait de faire des expériences très précises.

Excitations de la sensibilité générale. — On irritait l'animal en touchant fortement sa peau dans un endroit quelconque de son corps, mais en ayant grand soin de ne pas provoquer de mouvements. « Immédiatement, on voyait un déplacement rapide du miroir, de 4 à 12 divisions dans l'un ou l'autre sens... » Celui-ci paraissait dépendre entièrement de la position toujours asymétrique des deux aiguilles.

Excitations de l'odorat. — « Lorsque, après avoir tout disposé pour l'expérience, on présentait à l'animal, à plusieurs reprises, un petit rouleau de papier *vide*, on obtenait au commencement une légère déviation du miroir, déviation qui allait en diminuant et qui devenait presque nulle, après que l'expérience avait été répétée plusieurs fois de suite. On mettait ensuite dans le papier un morceau de lard rôti, et on l'approchait de nouveau du museau de l'animal toujours immobile. Les narines du chien se dilataient visiblement; il flairait le papier, et, en même temps, on observait une déviation brusque de 5 à 8 degrés au galvanomètre. Le miroir ne revenait pas immédiatement jusqu'au zéro, mais il ne reculait que de 1 ou de 2 degrés, pour dévier une seconde fois de 2, de 3 et même de 4 degrés ; ce retour, suivi d'une nouvelle déviation, se répétait souvent une troisième fois. L'animal, pendant ces oscillations, avait toujours le morceau de lard sous le nez.

« Quelquefois, dans ces expériences, il survenait des mouvements de la tête, qui, s'ils n'étaient pas excessifs, ne faisaient dévier le miroir, ni plus fortement, ni plus rapidement.

« Mais chez les animaux plus apathiques, que je choisissais de préférence pour ce genre d'observations, chez les animaux qui avaient envie de manger, tous les mouvements se bornaient à ceux du flair, et néanmoins la déviation était si prononcée, qu'on ne pouvait pas la confondre avec les oscillations produites par la seule présentation du papier vide. Lorsque, au lieu de lard, on mettait dans le papier une petite éponge imbibée de créosote, la déviation également se prononçait davantage, mais jamais autant que si l'on présentait du lard, du fromage ou des os rôtis, même chez les animaux trop malades encore pour prendre de la nourriture solide, et qui, après les expériences, refusaient de manger les mêmes substances qui, pendant les expériences, avaient excité leur odorat... Notons encore que si l'on retirait brusquement le papier contenant le lard, après l'avoir tenu un instant sous le nez de l'animal, les mouvements du flair gagnaient d'abord en vivacité, mais cessaient bientôt, tandis que la déviation du miroir, très prononcée au moment où l'on retirait le papier, augmentait quelquefois encore immédiatement après. »

Excitations de l'ouïe. — « Elles ont été faites de la même manière que chez les animaux narcotisés, et les résultats ont été beaucoup plus prononcés et plus constants, qu'il y eût ou non de légers mouvements de quelques muscles de la tête. Chez les animaux sur lesquels on avait fait antérieurement des expériences sur l'odorat et sur la sensibilité cutanée, la déviation produite par le son était toujours dans le même sens que celle produite par ces deux excitations. — Si l'on répétait à courts intervalles, c'est-à-dire toutes les 6 ou 8 minutes, le même coup de sifflet aigu, la déviation du miroir était toujours plus forte la première fois ; au second coup de sifflet, elle était encore considérable et quelquefois ne le cédait pas en étendue à la première ; à la troisième répétition, il y avait diminution évidente, à la quatrième plus évidente encore, et ainsi de suite, jusqu'à ce qu'enfin il n'y eût plus qu'une oscillation d'environ 2 degrés. Mais si le premier coup de sifflet avait réveillé de légers mouvements dans quelques muscles de la tête, ces mouvements ne perdaient rien de leur énergie, au moins jusqu'au sixième ou septième coup de sifflet. Cette expérience importante trouvera une confirmation plus significative encore dans les observations sur les poulets, qui seront rapportées plus bas. »

Excitations de la vue. — Ces expériences se divisent en deux séries : dans la première, à un moment donné, l'on dirigeait sur les yeux de l'animal les rayons d'un héliostat. Au même instant, le miroir déviait brusquement, mais seulement de 4 à 8 degrés. « J'avoue, dit M. Schiff, que je m'étais attendu à une déviation plus forte; mais la rapidité avec laquelle elle survenait, l'instantanéité avec laquelle l'action de la lumière la provoquait, ne pouvaient pas laisser le moindre doute sur sa production immédiate par la forte impression visuelle. »

La seconde série a été faite tout entière sur un chien, le seul parmi un assez grand nombre de sujets essayés qui se soit tenu suffisamment tranquille lors de la première excitation. On se plaçait à peu de distance de l'animal, avec un parapluie fermé et dirigé vers ses yeux. Dans cette position, on attendait le repos du miroir. Quelques minutes après que le galvanomètre s'était fixé, on ouvrait rapidement le parapluie. Lors de la première expérience, faite le cinquième jour après l'introduction des aiguilles thermo-électriques, l'animal ne fit de mouvements qu'avec le bulbe de l'œil et les paupières ; néanmoins il survint une forte déviation du miroir, comprenant 16 degrés de l'échelle... Immédiatement après, on refermait le parapluie ; l'animal restait toujours immobile... Au bout de huit ou dix minutes, le miroir étant retourné à peu près au zéro, ou du moins ayant repris son immobilité, on rouvrait le parapluie. Aussitôt il survenait une autre déviation, qui généralement ne le cédait guère en étendue à la première ; deux ou trois fois cependant, elle était visiblement affaiblie. Après un repos de huit à dix minutes, on répétait la même manœuvre une troisième fois. Il y avait toujours, autant que l'on pouvait en juger, le même mouvement des yeux de l'animal, mais la déviation du miroir s'était manifestement et parfois considérablement affaiblie. Après six ou sept minutes, nouvelle répétition de la même manœuvre, même mouvement des yeux, déviation beaucoup moindre. Jamais elle ne manquait, mais elle se réduisait enfin à un *minimum* qui se produisait constamment, même si l'on répétait la manœuvre avec le parapluie jusqu'à neuf fois.

« La haute portée des résultats obtenus, dit M. Schiff, fit naître en moi le désir de répéter ces observations sur des animaux qui, sans être affaiblis par l'opération préparatoire, fussent encore dans leur pleine vigueur et capables de supporter de fortes excitations psychiques, sans faire des mouvements pouvant déranger l'observation. Je savais que les poulets mis à dessein dans certaines positions inusitées, entravant la liberté de leurs mouvements, supportent des menaces et de fortes impressions sensorielles sans oser remuer; de plus, que ces animaux jouissent d'une immunité remarquable contre les suites des plaies cérébrales. Voulant mettre à profit ces circonstances, voici quel était mon plan : implanter dans le cerveau de jeunes coqs une pile thermo-électrique assez petite pour être embrassée de tous côtés par la masse cérébrale, attendre la guérison complète de la plaie du cerveau, ainsi que celle des trous d'entrée et de sortie du crâne donnant passage aux fils conducteurs, et reprendre sur les animaux, revenus entièrement à leur état normal, les expériences relatives aux irritations des différents sens.

« ..... Lorsque la blessure n'intéresse que les hémisphères, et que le canal parcouru par le corps étranger ne lèse pas les corps quadrijumeaux ou d'autres parties de la base de l'encéphale, l'animal paraît à peine s'apercevoir qu'il a subi une opération, et se remet à courir comme dans l'état normal, soit immédiatement après avoir été opéré, soit après quelques moments d'étonnement; il recommence bientôt à manger et ne paraît aucunement troublé. Le jour suivant, il y a quelquefois un peu d'abattement, mais jamais à un haut degré. Le troisième jour l'état normal est rétabli.

« ..... Les poulets, pour être soumis aux expériences, doivent être fixés aussi fermement que possible. A cet effet, on étend leurs jambes en arrière le long du tronc, et on les enveloppe d'un linge faisant plusieurs fois le tour du corps et ne laissant libres que la tête et le cou (et quelquefois l'extrémité des doigts). L'animal est ensuite placé dans une auge de porcelaine, juste assez large pour le maintenir en position sans qu'il puisse chanceler; ainsi emprisonnés, les animaux restent sans remuer pendant des heures entières.

« En premier lieu, j'ai étudié l'effet calorifique des excitations cutanées (attouchement ou pincement de divers points de la peau).

« Les poulets étant enveloppés, il ne restait de points accessibles aux irritations directes que la crête, le tarse et les doigts des pieds. Dans quelques expériences, j'ai tiraillé légèrement les plumes caudales. Toutes ces irritations mécaniques ont eu pour effet une déviation galvanométrique indiquant un échauffement dans l'un ou dans l'autre hémisphère, toujours le même chez le même individu, quel que fût d'ailleurs le point de la peau directement irrité.

« J'ai passé ensuite aux irritations des organes des sens. Des impressions auditives soudaines, non accompagnées de mouvements de la tête, me donnèrent des déviations de 9 à 13 petits degrés de l'échelle, et, chose curieuse, toujours en faveur du même hémisphère qui avait aussi présenté l'échauffement prédominant, sous l'influence des impressions tactiles. Je ne sais si je dois attribuer cette circonstance à un hasard. »

L'excitation de la vue se pratiquait en déployant rapidement devant les yeux des animaux une bande de papier coloré. « Je sais bien, dit M. Schiff, que ce procédé est défectueux, en ce qu'à l'impression purement visuelle devait se joindre nécessairement l'altération psychique, la peur suscitée par le mouvement rapide de mon bras. Mais ces expériences sont précisément celles qui présentent le plus d'intérêt, puisqu'en les répétant plusieurs fois de suite il est possible d'émousser petit à petit la susceptibilité des animaux et de distinguer ainsi, dans les résultats, la part de l'élément psychique et celle de l'impression sensitive pure. Cette dernière ne varie pas sensiblement dans ses effets sur le galvanomètre, tandis que l'impression psychique finit par s'émousser entièrement avec la répétition de l'excitation. »

Voici un exemple de cette diminution graduelle de l'effet psychique :

Première excitation, 14 degrés de déviation ;

Deuxième excitation, 12 degrés ;

Troisième excitation, 9 degrés;

Quatrième excitation, 8 degrés;

De même jusqu'à la onzième excitation.

M. Schiff a beaucoup varié les moyens pour agir sur le moral de ses poulets : c'était tantôt en leur faisant entendre des sons aigus ou effrayants, tels que coups de sifflet, aboiements de chiens, miaulements de chats, imités à côté d'eux, tantôt en agissant sur leur vision, soit avec la main étendue rapidement vers leurs yeux, soit avec un parapluie s'ouvrant à l'improviste, ou bien encore en faisant passer devant eux des chiens et des chats ; ou bien il excitait leur gourmandise en leur jetant toutes sortes d'aliments. Toutes ces excitations avaient pour résultat une forte déviation (jusqu'à 18 degrés) au commencement et des déviations rapidement décroissantes, à mesure que l'on répétait l'excitation. Le minimum de la déviation une fois atteint, il se maintenait constant après toutes les excitations suivantes de même nature.

De cette seconde et principale partie du travail de M. Schiff, il résulte :

1° Que dans un animal jouissant de l'intégrité des centres nerveux, toutes les impressions sensibles sont conduites jusqu'aux grands hémisphères, et y produisent une élévation de température par le seul fait de leur transmission;

2° *Que l'activité psychique*, indépendamment des impressions sensitives qui la mettent en jeu, *est liée à une production de chaleur* dans les centres nerveux, chaleur *quantitativement supérieure* à celle qu'engendrent les simples impressions des sens.

Ce résultat confirme pleinement la conclusion que nous avons tirée des faits exposés dans le chapitre précédent. On pourrait objecter que, pour admettre l'équivalence entre l'énergie psychique et les autres formes d'énergie, il faudrait que le cerveau se *refroidît* au lieu de s'échauffer. A à ce titre, l'équivalence thermodynamique du travail mécanique serait à rejeter, car une machine qui a été chauffée pour la faire travailler est assurément plus chaude qu'une machine au repos, sans feu; les organes actifs sont aussi plus chauds qu'au repos. Il est vrai qu'en travaillant, la machine consomme une partie de son calorique; mais c'est là un fait que nous ne pouvons constater qu'au moyen de la calorimétrie, — et qui demeurerait à jamais inconnu et inconnaissable si nous n'avions que la thermométrie à notre disposition. Or, les expériences calorimétriques sur le cerveau sont impossibles, et nous sommes réduits uniquement à la thermométrie; celle-ci révèle pour le cerveau de même que pour *tout* autre organe, qui entre en activité, un échauffement; mais il est évident que la thermométrie la plus parfaite ne peut nous indiquer qu'une seule chose : l'état thermique momentané d'un objet quelconque et nullement la manière dont cet état a été produit dans l'objet. Un corps quelconque nous paraît s'échauffer d'un degré, par exemple; mais que s'est-il passé en lui? un simple échauffement d'un degré, ou bien un échauffement de trois degrés accompagné d'un refroidissement de deux degrés? Impossible de le savoir, dans les cas où la calorimétrie n'est pas applicable, à moins de réussir *à séparer et à constater isolément* les processus calorifiques d'une part, et, d'autre part, les processus frigorifiques, qui ont lieu simultanément, — si tant est que ces derniers existent. Or, tandis qu'on y a réussi jusqu'à un certain point pour le muscle, rien de semblable n'a été constaté pour le cerveau, de sorte qu'il nous est impossible de savoir si, dans un cerveau actif, *toute* la chaleur dégagée par les réactions chimiques, qui se passent au sein de ses éléments histologiques, est mise en liberté *comme telle* ou bien si une partie de cette chaleur est consommée et se transforme en énergie psychique. Mais assurément cette dernière supposition est *à priori* la plus vraisemblable et elle a en sa faveur, outre la probabilité résultant des théories générales admises aujourd'hui par tout le monde, l'analogie avec ce qui se passe justement dans le muscle : le muscle est un organe qui, malgré la suspension de la circulation, conserve longtemps son excitabilité et continue à entrer en activité sous l'influence des irritations expérimentales avec une énergie qui ne diminue que très lentement. C'est apparemment lorsqu'il y a peu de matériaux disponibles que le dégagement de chaleur devient insuffisant, du moins au début de l'activité, pour couvrir et pour dépasser le refroidissement fonctionnel; pour le muscle, la chose est évidente; pour le cerveau, on n'a rien vu de pareil.

Cela dépend peut-être de la délicatesse extrême de sa trame, qui paraît ainsi faite que, dès l'instant où elle n'est plus activement et rapidement nourrie, elle perd toutes ses propriétés physiologiques et n'entre plus en activité (la syncope en est une preuve). Le tissu cérébral serait un tissu qui n'entrerait en activité que lorsqu'il est richement pourvu de matériaux de combustion; mais dans ces conditions, la combustion fournirait une quantité de chaleur plus que suffisante pour couvrir l'hypothétique refroidissement. On ne pourrait donc jamais constater autre chose qu'un échauffement, toutes les fois que le cerveau entre en activité — précisément comme cela a lieu pour les muscles bien nourris et très frais (1).

(1) Voir mon article sur l'*Activité musculaire*, etc. (*Revue scientifique*, 19 février 1887.)

CHAPITRE II

COROLLAIRE BIOLOGIQUE

Le contenu des chapitres précédents nous force à admettre qu'en physiologie, comme en physique, et en psychologie, comme en physiologie, *le travail produit est toujours égal aux forces employées;* ce qui équivaut à dire que les forces ne se *créent* pas, mais ne font que se *transformer*; il s'ensuit que l'activité psychique est soumise aux lois générales et invariables du mouvement et que, dans le monde organique, comme dans le monde inorganique, *toute manifestation*, consciente ou inconsciente, *est l'effet ou la conséquence d'un ensemble de causes ou d'antécédents*; — en d'autres termes : *toute action est une réaction.*

S'il en est ainsi, il ne peut y avoir de *spontanéité*, dans le sens que les métaphysiciens, partisans de la théorie des commencements absolus, attribuent à cette expression, c'est-à-dire dans le sens d'une activité, d'un mouvement ou d'une énergie créés par l'organisme, sans antécédents matériels ou dynamiques dont ils seraient l'effet, le résultat ou la conséquence.

Peu de physiologistes, assurément, admettraient aujourd'hui une telle spontanéité; elle n'est en faveur qu'auprès des psychologues qui veulent tenir leur science loin de tout contact avec la biologie. Cependant, au sein de la brillante phalange des psycho-physiologistes anglais, nous rencontrons un homme illustre qui s'est donné la peine de réunir tous les arguments ayant au moins une apparence scientifique, qui lui semblent démontrer l'existence de la spontanéité. Il nous a ainsi considérablement facilité notre tâche; nous n'avons qu'à examiner les preuves qu'il invoque pour voir si elles résistent à la critique physiologique.

M. Alexandre Bain admet trois espèces de stimulants: les stimulants *physiques* (choc, chaleur, électricité, etc.); les stimulants *psychiques* (sentiments, émotions, volitions, etc.); et les stimulants *dus à l'énergie spontanée des centres nerveux;* et voici les arguments au moyen desquels il croit avoir démontré l'existence de cette énergie :

1° Les muscles du corps se trouvent continuellement dans un état de faible contraction, qui les maintient tendus et prêts à exécuter rapidement les mouvements actifs requis par les circonstances. Ceci indique, selon M. Bain, que les muscles sont animés par un courant ininterrompu d'énergie spontanée, émanant des centres nerveux et engendrant ce qu'on nomme la *tonicité musculaire*.

Mais la physiologie démontre que l'énergie qui anime les muscles pendant le repos apparent du corps, bien qu'elle *émane* des centres nerveux, n'est pas *engendrée* par ceux-ci; et voici comment : si l'on suspend une grenouille décapitée, avec les pattes postérieures libres et sans appui, on observe une légère flexion des extrémités postérieures, due précisément à la tonicité dont il s'agit; si on coupe alors le nerf sciatique d'un côté, l'extrémité correspondante *se relâche complètement;* cette expérience prouve bien que l'excitation provenait des centres nerveux et, dans le cas particulier, de la moelle épinière; mais le nerf coupé contenait à la fois les fibres motrices et les fibres sensitives du membre postérieur, et la moelle épinière continue, en outre, à recevoir les impressions sensitives que lui amènent les autres nerfs sensitifs du corps; l'expérience ne prouve donc pas assez, car elle ne nous dit pas si l'excitation se *produisait* originairement dans les centres ou bien si elle leur arrivait par les fibres sensitives des nerfs spinaux; il faut, pour la rendre probante, couper seulement les racines sensitives des nerfs en question, empêcher ainsi les centres de recevoir des impulsions du dehors, mais laisser ouverte la route à la transmission des impulsions motrices, par les racines motrices; eh bien, dans ce cas, le résultat est exactement le même, c'est-à-dire que l'extrémité se relâche comme dans le cas précédent, comme si toutes ses communications avec les centres étaient interrompues. Donc la *névrilité* que les centres transmettent aux muscles n'est pas spontanée, mais communiquée à eux par les impressions frappant les nerfs sensitifs à la périphérie et réfléchie par eux sur les nerfs moteurs. La tonicité est, par conséquent, *une forme particulière de l'action réflexe* (1). M. Bain admet cette objection péremptoire, mais il soutient néanmoins que si les faits signalés suffisent pour démontrer *qu'une partie* de la tonicité des muscles est due à l'action réflexe, une *autre partie* pourrait bien être une manifestation « spontanée ». C'est là une assertion gratuite, qui ne s'appuie sur aucun fait (2).

2° *La clôture permanente des sphincters.*— L'auteur lui-même ne voit dans ce fait qu'un cas spécial de tonicité, une tonicité localisée, pour ainsi dire ; ce qui est juste, — si tant est que l'on considère les sphincters comme étant

(1) Note de la 3e édition de son ouvrage : *The senses and the Intellect*, Londres 1868, page 64.

(2) Dans la traduction française de M. Cazelles (Paris, 1876), la discussion de Bain sur la spontanéité n'est donnée qu'en abrégé, et la note mentionnée est tout à fait supprimée. Cela est d'autant plus étrange que les recherches physiologiques, accomplies dans l'intervalle, avaient dévoilé la nature réflexe de beaucoup de phénomènes pour lesquels on la niait auparavant. Si donc, en 1868, on pouvait dire avec Bain, que « *quelques physiologistes* attribuent le phénomène de la tonicité à des stimulations externes », en 1876 on aurait dû dire « la *plupart* des physiologistes sont de cet avis, et aujourd'hui on est forcé de dire que tous les physiologistes sont d'accord sur ce point.

réellement dans un état *permanent* de contraction, ce qui n'est pas démontré. Mais il est démontré, par contre, que les sphincters perdent complètement la faculté de se maintenir en contraction et *se relâchent d'une manière permanente*, après la section *isolée* des racines sensitives, qui les mettent en communication avec les centres nerveux correspondants. Le raisonnement, invoqué plus haut par la tonicité des muscles en général, s'applique donc pleinement aussi à la tonicité des sphincters : dès que les centres nerveux ne reçoivent plus la stimulation diffuse de la sensibilité générale ou l'excitation localement produite par le contenu de l'intestin ou de la vessie, leur énergie n'est plus sollicitée et on a l'inactivité.

3° *Les mouvements des muscles involontaires.* — Il est inutile, quant à cet argument, d'entrer dans des détails techniques, car les mouvements des viscères n'ont, véritablement, rien à voir dans la question de la spontanéité. Ces mouvements, en effet, sont *presque toujours* dus à des influences *périphériques*, *locales*, et les centres spinaux ou cérébraux ne s'en occupent que rarement et exceptionnellement.

Encore, lorsque ce dernier cas arrive, est-il toujours facile de démontrer la nature réflexe du phénomène et l'origine externe de l'excitation. Par exemple : le cœur bat indépendamment du cerveau ; ses battements continuent non seulement après que toutes ses communications avec les centres nerveux ont été coupées, mais même lorsqu'il est isolé du reste de l'organisme et posé sur une table : cela n'empêche pas que mille influences nerveuses centrales accélèrent ou ralentissent, affaiblissent ou renforcent les contractions du cœur (douleurs physiques, sentiments, émotions, etc.) — L'estomac et les intestins exécutent régulièrement leurs mouvements, sans que les centres nerveux aient aucunement à s'en mêler ; mais une odeur ou une saveur désagréables peuvent provoquer le vomissement par voie réflexe, et une forte peur peut accélérer singulièrement les contractions péristaltiques de l'intestin. M. Bain aurait donc pu se passer de citer cette catégorie de mouvements, car certes sa foi à la spontaneité ne va pas jusqu'à croire qu'elle reste là, inactive, à attendre qu'une stimulation externe vienne l'éveiller de sa torpeur, et la mettre en activité.

4° *Les mouvements que l'on exécute au réveil précèdent la sensation, et ne peuvent donc pas en être l'effet ; « si la lumière était nécessaire pour ouvrir les yeux, on ne les ouvrirait jamais.* » — Que dans la plupart des cas, — (mais non toujours) — le réveil n'est pas précédé de sensations *conscientes*, *claires* et *définies*, cela est incontestable; laissons même entièrement de côté les cas où ces sensations existent, et demandons à l'auteur : de quel droit affirme-t-il que les mouvements accompagnant ou précédant le réveil complet, ne peuvent pas être l'effet de sensations *non perçues* par la conscience assoupie, sensations qui, pour être inconscientes, ou subconscientes, n'en gardent pas moins leur propriété de provoquer des mouvements réflexes ?

Chatouillez le pied d'un homme profondément endormi, il retirera la jambe; touchez ses narines, il se frottera le nez, sans la moindre conscience de son acte et sans se le rappeler au réveil. Si, en revanche, l'individu chatouillé ne dort qu'à demi, ou est sur le point de se réveiller, ses organes cérébraux se trouvant déjà suffisamment restaurés par le repos et par l'afflux des liquides nourriciers, il se réveillera très probablement à la suite de votre expérience, et saura plus ou moins clairement ce qui lui est arrivé. Longtemps avant le réveil nous faisons des mouvements pour changer de position, pour nous débarrasser d'une pression incommode, etc. ; quoi d'étonnant que nous réagissions de plus en plus facilement, au fur et à mesure que la nutrition répare l'usure du cerveau ? C'est le contraire qui serait incompréhensible. Il en est évidemment de même pour tous les autres sens, l'ouïe, la vue, etc., et pour les impressions qu'ils nous procurent. Si, dans le sommeil profond, nous pouvons ne pas entendre des bruits même assez intenses, nous les percevons plus ou moins dans le sommeil léger, et le réveil s'accompagne alors d'une impression confuse de quelque chose d'insolite qui a agi sur nous.

De même pour les impressions lumineuses : un homme très fatigué peut dormir en plein soleil, tandis que la faible lueur de l'aube suffit pour réveiller celui qui a eu sa dose habituelle de sommeil ; car les paupières, ne sont pas tout à fait opaques, et même avec les yeux fermés, nous distinguons parfaitement la lumière des ténèbres. Mais, dira-t-on, nous nous éveillons aussi dans l'obscurité complète. C'est juste, mais qu'est-ce que cela prouve? Si le sommeil effaçait toute trace des impressions antécédentes, tout souvenir, toute représentation, s'il réduisait, en un mot, le cerveau ou l'esprit à une table rase, sans contenu aucun, alors, je le confesse, il serait difficile d'expliquer pourquoi nous ouvrons les yeux, même en nous éveillant dans l'obscurité. Mais le sommeil n'anéantit pas l'activité psychique ; dès que l'organe de l'esprit est suffisamment restauré par le repos, une des premières réactions au réveil du fonctionnement cérébral est précisément la contraction du muscle élévateur des paupières ; l'effort de tenir les yeux ouverts pour se rendre compte des circonstances au milieu desquelles on se trouve est tellement invétéré et irrésistible, que, dès que l'on a conscience de soi, et même avant, on le fait en vertu d'une impulsion automatique, due à l'activité interne qui s'irradie ; à tel point qu'il nous est impossible de continuer à tenir les yeux fermés; ce serait une torture insupportable; prenez, en vous couchant, la ferme résolution de ne pas ouvrir les yeux lorsque vous vous réveillerez : en reprenant conscience vous les trouverez ouverts. M. Bain, dans ce cas, oublie les *stimulations psychiques*, pour ne tenir compte que des stimulations externes. Au reste, si l'on voulait y regarder de près, on n'aurait pas de peine à trouver, précisément pour l'acte en question, des causes, *externes* ou *périphériques*, relativement aux centres nerveux, parfaitement suffisantes pour expliquer que les yeux s'ouvrent au réveil, même dans l'obscurité la plus complète. L'œil fermé est, en effet, la source de deux sensations périphériques ; l'une, due au sens musculaire, l'autre au contact de la conjonctive et de la cornée avec la surface interne des paupières. Ces deux sensations n'existent pas, habituellement, à l'état de veille ; elles doivent donc impressionner le cerveau réveillé comme une anomalie, et déterminer l'élévation des paupières, indépendamment de toute impression lumineuse.

Jusqu'ici l'argumentation de M. Bain semble avoir pour but de démontrer l'existence d'une énergie créée *ex nihilo*, de la spontanéité métaphysique ; mais voici l'observation générale par laquelle il termine son raisonnement :

« Rien ne s'oppose à l'hypothèse que l'état de « nutrition des nerfs et des centres nerveux, « résultat du repos de la nuit, *ne soit la cause* « de l'activité spontanée qui éclate au moment « du réveil. L'antécédent de cette activité est « *plutôt physique que mental*, et il doit en être « ainsi pour l'énergie spontanée en général. « Lorsque (plus tard) la sensation s'y mêle, le « caractère de l'activité est modifié de façon à « rendre la spontanéité *difficilement recon-* « *naissable.* » Ainsi, l'activité *spontanée* a une *cause*, et, par-dessus le marché, une cause *physique ;* elle est donc un *effet*, une conséquence d'antécédents physiques ; mais alors elle cesse d'être « spontanée » et le mot de spontanéité n'est plus rien autre qu'une expression commode pour désigner le résultat d'un ensemble de conditions favorables à l'activité de l'organisme. De plus, elle n'est clairement reconnaissable que lorsque les sensations, et tout le travail cérébral éveillé par ces dernières, *manquent*, c'est-à-dire en l'absence de la vie psychique, alimentée par les sensations, comme le corps est alimenté par la nourriture, — ou pour mieux dire, formée, constituée par des séries et des groupes de sensations directes et réflexes. Donc, l'homme qui agit en se rendant clairement et pleinement compte de ce qu'il fait, agit avec moins de spontanéité que celui qui, à son insu, étire ses bras ou ses jambes en se réveillant ou en dormant; donc, les actes *volontaires* qui sont l'effet de l'activité psychique la plus complète, sont *les moins spontanés* de nos actes! Comment se fait-il, alors, que Bain invoque, comme *huitième* argument en faveur de la spontanéité, la nécessité de l'admettre, parce qu'autrement. « *l'évolution de la volonté serait inexplicable*? » Selon cette thèse et selon le sens que lui ont donné les psychologues qui affirment l'existence du libre arbitre, la volonté serait une évolution, un développement ultérieur de la spontanéité. Mais, Bain lui-même vient de le dire, la spontanéité est, au contraire, déprimée et voilée par l'ingérence de la vie psychique qui, dans la volonté, s'élève à sa manifestation la plus haute; la volonté serait donc un *arrêt de développement de la spontanéité;* son évolution entraînerait une *marche régressive* de celle-ci, l'éliminerait de plus en plus complètement, de sorte que dans l'acte volontaire le plus élevé, accompagné du plus haut degré de conscience, la spontanéité serait réduite au minimum ou à zéro !

Il est très difficile de ne pas tomber dans de telles contradictions lorsqu'on emploie des arguments qui portent sur les *conséquences* de la thèse que l'on proclame, au lieu de s'appuyer sur les preuves de fait. C'est là un mode de procéder absolument *antiscientifique*, et même théologique ; en effet, autrefois, les théologiens qui niaient le libre arbitre, le niaient non parce que son existence leur semblait réfutée, mais parce que, s'il existait, il serait contraire à la prescience et à la toute-puissance de Dieu; et les théologiens qui affirmaient le libre arbitre, l'affirmaient non pas parce que son existence leur semblait prouvée, mais « *ut vel maxime quidem Deus nobis non sit causa vitii.* » — Lorsque, au contraire, on examine un problème *scientifiquement*, on élimine toute ingérence de secondes fins, et on le considère exclusivement en soi et pour soi. Ainsi, dans notre cas, on doit examiner si les faits parlent *pour* ou *contre* l'existence de la spontanéité, et, s'il y a des preuves suffisantes pour déclarer que la spontanéité n'existe pas, on doit y renoncer, même au prix de renoncer en même temps à expliquer la volonté, si toutefois il est réellement impossible de l'expliquer, sans le secours d'une hypothèse qui est en contradiction flagrante avec les faits.

Je signalerai très brièvement les autres arguments de Bain, qui n'ont guère plus de valeur.

5° La *grande mobilité* des enfants en bas âge, ou des jeunes animaux et des animaux mis en liberté après avoir longtemps été enfermés ou liés (les courses effrénées d'un chien débarrassé de sa chaîne, les ébats d'un cheval après un long séjour à l'écurie); tels sont les exemples que l'auteur cite à l'appui de l'hypothèse qu'il y a, dans les êtres vivants, une sorte d'autogénèse d'énergie, indépendante des influences externes. Mais ici encore il tombe dans la contradiction, signalée déjà à propos de son quatrième argument et de la conclusion qu'il en tire. Il dit, en effet, que ces manifestations d'une activité exubérante, lorsqu'elles ne sont pas provoquées par quelque forte influence externe, auquel cas il n'est plus question de spontanéité, ne peuvent être attribuées qu'à une « *surabondance d'éner-*

gie musculaire et cérébrale, qui augmente ou qui diminue *en raison de l'état de nutrition de tout l'organisme.* » Répétons seulement que si l'énergie dont il est question dépend de modifications de l'état *matériel* du cerveau et des muscles, elle n'est pas plus une « énergie spontanée » que l'électricité qui, elle aussi, est développée en plus grande quantité par une pile en bon état et avec des liquides non altérés, que par une pile dont le zinc est usé et les acides neutralisés. Le cas étant identique, il faudrait dire que « la pile neuve a plus de spontanéité que la pile usée ». Cela est tellement vrai, que M. Bain, dans ce paragraphe, s'est laissé aller à concéder *même aux muscles* une énergie spontanée, qui certainement n'est admise par personne, puisque les muscles ne se contractent *jamais*, c'est-à-dire n'entrent jamais en activité, sans que leurs nerfs leur communiquent une impulsion motrice provenant des centres (1).

(1) Ce n'est pas que je nie *l'irritabilité propre du tissu musculaire*, indépendamment des nerfs; — mais la contraction locale et durable, que M. Schiff a nommée contraction *idio musculaire*, ne se manifeste qu'à la suite d'une violente irritation chimique ou mécanique; elle ne se produit jamais dans les conditions physiologiques normales, et n'a rien de commun avec le genre d'activité dont il s'agit

Ainsi, le cinquième argument de Bain ne sert qu'à confirmer encore une fois que lorsque les tissus vivants sont en meilleur état physico-chimique, ils réagissent avec plus de promptitude et de vivacité, et résistent davantage, — comme n'importe quel appareil physico-chimique, pile ou locomotive.

6° *L'augmentation d'énergie et l'augmentation correspondante de réaction qui s'observent dans les individus excités.* — Cet argument n'est, pour le physiologiste, que la répétition un peu modifiée de l'argument qui précède, et l'auteur lui-même en convient implicitement, puisqu'il ajoute que « *le côté physique du phénomène en question est un afflux augmenté de sang au cerveau.* » — Le cerveau recevant en plus forte quantité les matériaux destinés à être consumés par son activité, il n'y a nullement lieu de s'étonner de l'augmentation de son énergie fonctionnelle, résultat de l'excitation; il en est exactement de même pour *tous* les organes, pour *tous* les tissus. Et, du moment que nous avons une cause *physique, matérielle*, aussi

ici. Voyez mon article sur l'*Irritabilité du tissu musculaire et la rigidité cadavérique*, dans la *Semaine médicale* du 24 novembre 1886.

évidente, il est inutile de parler de « spontanéité », à moins qu'on ne veuille admettre la *sécrétion d'une substance* à laquelle on donne ce nom.

7° « *La disproportion et même la proportion inverse qui se montre quelquefois entre la sensibilité et l'activité.* » — Cet argument est faiblement développé dans l'ouvrage en question; on dirait presque que l'auteur se sent mal à son aise et se contente de quelques assertions générales, pour ne pas rendre trop manifeste la contradiction qu'il y a entre cette proposition paradoxale et l'explication *physique* qu'il vient de donner lui-même de la genèse de l'énergie si improprement désignée comme « spontanée ». C'est pourtant bien le seul argument qui, s'il renfermait autre chose qu'une singulière confusion d'idées, pourrait être sérieusement invoqué en faveur de la spontanéité. Or, cet argument implique deux choses : l'admission d'une thèse générale, selon laquelle *les mêmes causes pourraient produire des effets différents* et l'application de cette thèse au cas spécial des réactions des êtres vivants à l'influence variée et multiple que le monde extérieur exerce sur eux. Mais la thèse générale est absolument injustifiable; que signifie, en vérité, une diversité ou une disproportion des effets dérivant de la même cause? Sans doute une étincelle *peut* s'éteindre, sans produire d'autre effet que le momentané rayonnement de lumière et de chaleur qui accompagne la combustion; elle *peut* aussi allumer une fusée pour l'amusement de la foule, rassemblée un soir de fête; elle *peut* enfin communiquer sa combustion à des barils de poudre ou de dynamite qui feront sauter une frégate, ou à la mine qui ouvrira les flancs d'une montagne à un nouveau chemin de fer. Mais c'est d'une *possibilité purement abstraite* qu'il s'agit ici; cela signifie tout simplement que *selon les conditions ou les circonstances* dans lesquelles l'étincelle se trouvera, elle produira tel ou tel effet; et qu'est-ce que les conditions ou les circonstances qui occasionnent un phénomène quelconque, sinon le complexus causal, dont le phénomène en question est l'effet? Or, c'est uniquement parce que nous ignorons quel sera en définitive le complexus causal qui entrera en jeu dans chaque cas particulier, et qui déterminera ce que nous considérons comme l'effet du premier point de départ, — que nous pouvons *parler* de la « possibilité de différents effets » ou « d'effets disproportionnés à leur cause »; ce qui n'empêche nullement que, dans *chaque* cas particulier, sans aucune exception, *l'effet qui a réellement lieu est le seul possible et le seul proportionné à son complexus causal.* Dans le cas des manifestations des êtres vivants, il ne faut pas oublier que l'activité des centres nerveux est de nature éminemment *explosive :* leurs éléments sont chargés au plus haut degré d'une dose maximale de force latente, prête à se dégager à la suite de la moindre impulsion, venant de n'importe où; y a-t-il « disproportion » entre la pression du doigt qui lâche le ressort du chien et la soudaine et violente explosion de la poudre qui lance le projectile? Non, mais toute *explosion nerveuse* a lieu au sein d'une telle complication de circonstances que, dans la grande majorité des cas particuliers, il nous est impossible de prévoir la direction qu'une foule de conditions occultes feront prendre à l'ébranlement central. Voilà pourquoi nous nous formons le concept abstrait de la *possibilité* de diverses issues, là où, en réalité, une seule issue est possible.

Maintenant je prierai le lecteur de réfléchir à l'exemple suivant :

Il arrive un accident quelconque dans une foule ; quelques personnes fuient épouvantées ; d'autres se précipitent au secours des blessés ; d'autres encore s'évanouissent ou restent immobiles, comme pétrifiées par le spectacle qui s'offre à leurs yeux ; un homme enfin, non moins vivement frappé que les autres, mais d'un caractère moins émotionel et plus réfléchi, s'abandonne à des méditations philosophiques sur le cours des choses humaines. Eh bien, y a-t-il réellement en pareil cas « disproportion entre la cause et les effets », ou bien *diversité des effets en raison de la diversité du complexus causal*, déterminée dans ce cas par la diversité des organismes individuels et par l'état momentané de leurs centres nerveux ? Qu'est-ce, en effet, qui détermine en fin de compte la réaction qu'un organisme quelconque donne à une impression quelconque, si ce n'est son organisation individuelle? L'individu est l'un des facteurs du complexus causal qui aboutit à l'effet que, dans ce cas, nous nommons réaction (ou *action*) ; il en est même le facteur principal, celui dont *tout* dépend : la réalisation et la modalité de l'effet ; l'une et l'autre ne dérivent que de sa nature intime, et les différents individus se distinguent les uns des autres précisément par les particularités de leur organisation, — dont dépendent en dernière analyse leurs qualités psychiques, morales ou intellectuelles, c'est-à-dire leur caractère et leur intelligence.

Qu'avons-nous démontré dans ce chapitre?

1° Que la spontanéité, prise dans le sens d'une énergie *créée* par l'organisme et n'ayant point d'antécédents, ni matériels, ni dynamiques, est un non-sens inadmissible dans la science.

2° Que le mot de *spontanéité*, en tant que signe phonétique ou graphique destiné à indiquer la source de toute manifestation qui implique comme condition *une activité interne*, devient une expression si vague et si vaste qu'elle n'a plus aucune signification précise ; car, ainsi définie, elle s'applique à tout agrégat particulier donnant des effets particuliers, — qu'il soit d'ailleurs organique ou inorganique (cerveau humain, locomotive, pile électrique, soleil ou ver luisant).

3° Que le mot de *spontanéité*, s'il ne doit

désigner autre chose que la source d'une activité jaillissant d'un ensemble de conditions organiques, qui rendent cette activité plus énergique, plus rapide. plus efficace, est une expression très commode à employer, mais qui n'indique pas autre chose qu'un *excellent état de nutrition* des tissus appelés à agir et n'implique absolument rien de semblable à une prétendue création de mouvement ou d'énergie, ni à une prétendue disproportion entre les causes et les effets.

4° Enfin, que si par spontanéité, on entend cet *ensemble de particularités d'organisation individuelle*, innées ou acquises, permanentes ou passagères, qui donnent l'empreinte individuelle à la réaction que l'organisme produit dans les cas particuliers, alors ce mot est très utile, comme indiquant les *principaux facteurs réels* de l'apparente diversité de réaction en face de l'apparente identité d'impression.

Telle est la seule acception scientifique que nous pouvons accorder à cette parole; — tel est aussi le sens qu'on doit lui attribuer si l'on veut ensuite *considérer la liberté comme une évolution de la spontanéité.*

CHAPITRE III

COROLLAIRE PSYCHOLOGIQUE

La plupart des hommes croient que la liberté consiste à *pouvoir faire ce que l'on veut* et ne soupçonnent même pas qu'il y a une question très importante, qui va plus au fond et qui exige que l'on analyse si on peut *vouloir ce qu'on veut;* ils se contentent de la liberté extérieure qui leur permet de faire une chose une fois qu'ils la veulent et appellent cela leur liberté, sans se préoccuper le moins du monde de la liberté « intérieure » qui leur permettrait de vouloir ce qu'ils veulent, c'est-à-dire *de l'origine et du mécanisme des volitions;* ils ne comprennent même pas qu'on puisse s'en occuper; cela leur semble une question tout à fait oiseuse, un passe-temps philosophique. Malheureusement, et au grand détriment de la psychologie scientifique, cette erreur a été partagée par une partie — j'allais dire par la plupart — des hommes d'élite qui se sont occupés de cette question; de là vient qu'elle a été tellement embrouillée qu'on en distingue difficilement la vraie teneur. Il est donc de toute nécessité de bien établir de quelle liberté nous entendons parler :

Par liberté *physique*, *extérieure*, on entend l'absence d'obstacles à l'exécution de ce que l'on a voulu, ou, en général, au déploiement de l'activité propre du sujet; c'est ainsi qu'on dit : un oiseau libre de voler, — l'air libre de circuler, — la balance libre de s'abaisser d'un côté ou de l'autre, — l'homme libre de rester à la maison ou d'aller se promener.

Par liberté *morale*, *intérieure* (autrement dite *libre arbitre)*, on entend une « faculté » qui permettrait à l'homme de vouloir une chose plutôt qu'une autre, indépendamment de toute cause ou motif, externe ou interne, venant le déterminer à telle ou telle résolution ou décision (1).

(1) Une singulière définition de la liberté, que je n'ai jamais pu comprendre, est celle que donne M. Delbœuf, (*Revue philosophique*, octobre 1883, p. 356).

« Etre libre, ce n'est pas agir de soi, ni peser les motifs;

La liberté physique est donc un concept purement négatif : en soi, elle n'est rien ; elle est *l'absence d'obstacles.* La liberté psychique ou morale serait au contraire un concept positif si, prise dans le sens du libre arbitre, elle pouvait être autre chose qu'une illusion ; mais elle devient, elle aussi, essentiellement négative, du moment que notre point de vue scientifique nous force, comme conséquence logique inévitable de tout ce qui précède, à la déclarer une illusion; car, scientifiquement parlant, la liberté consiste à *pouvoir suivre sans obstacles les lois de notre propre être*, — ce qui n'est pas du

c'est simplement *suspendre sa réponse à la sollicitation*, remettre à un autre moment sa décision, attendre ainsi la production d'autres motifs. Le choix est donc motivé, mais les motifs cessent d'être déterminants, en ce sens que l'être libre met un intervalle de temps entre l'idée de l'acte et l'acte. »

Ce n'est plus la liberté de l'action, c'est la liberté de l'inaction ! C'est tout à fait comme si on disait : la fonction des centres moteurs ne consiste pas à *produire* le mouvement dans tel ou tel groupe musculaire, tout en laissant les autres groupes au repos; elle consiste à *empêcher* le mouvement qui tend sans cesse à se produire dans *tous* les muscles, et à ne le permettre que dans tel ou tel groupe musculaire déterminé.

C'est l'apothéose de l'*inhibition*, j'en conviens; mais je ne vois pas en quoi cela modifie l'efficacité déterminante des motifs; de nouveaux motifs, il est vrai, auront le temps de surgir; mais surgiront-ils moins nécessairement?

tout le pouvoir de *dicter* ces lois ou de les *diriger*, comme se le figurent les défenseurs du libre arbitre. Donc, de quelque façon qu'on l'envisage, la liberté ne signifie absolument rien autre que *l'absence d'obstacles extérieurs ou intérieurs, physiques ou psychiques, intellectuels ou moraux.*

Le concept *positif et réel* qui doit remplacer le concept négatif et illusoire de la liberté est celui de l'*individualité* (1); l'individu est libre de *faire* ce qu'il veut, quand l'exécution de la volition n'est pas entravée; mais il n'est pas libre de *vouloir* ce qu'il veut, car ses volitions sont le produit de son organisation physique et psychique, en partie héritée, en partie élaborée par les circonstances au milieu desquelles il s'est développé et se trouve actuellement. Or, c'est justement parce que *l'organisation individuelle*, innée, acquise ou momentanée, est le principal facteur des volitions, celui qui leur donne la direction propre à cet individu et à aucun autre, et qui imprime à ses réactions leur cachet particulier, — que le concept de l'indivi-

(1) Voir ma *Physiologie de la volonté*, Paris, 1874, chap. VII et VIII, et *Les Maladies de la volonté*, par Th. Ribot.

dualité est plus clair et plus vrai que celui de la liberté. Chaque individu est un foyer où se dégage l'énergie psychique, avec une modalité à lui propre, et prend éventuellement la forme que nous nommons *volonté;* la liberté de l'individu consiste uniquement (je tiens à insister sur ce point) à pouvoir réagir *à sa manière* à lui, selon les tendances, les désirs, les réflexions et les volitions, éveillés en lui par le concours des circonstances. C'est pourquoi, bien que nos actions envisagées objectivement soient nécessaires, nous sentons, subjectivement, que nous ne faisons jamais que ce que nous voulons, — toutes les fois, bien entendu, que nous ne sommes pas contraints; cela prouve justement qu'alors nos actions sont l'expression pure de notre essence individuelle; et lorsqu'elles le sont, nous les appelons *libres* (1).

Quelque plausible que soit cette manière de voir, résultat direct de tout ce que nous avons exposé jusqu'à présent, un certain nombre de psychologues introspectionistes continuent encore à soutenir le libre arbitre, cette faculté

(1) Voir à ce sujet l'admirable article de M. Fouillée, « *Causalité et Liberté* », *Revue philosophique*, juillet 1883.

hors la loi de causalité, bien qu'elle manque absolument d'arguments scientifiques en sa faveur. Aussi sont-ils réduits à *un seul argument,* mais qui, à leurs yeux, a une valeur incontestable ; voyons la valeur que nous pouvons lui accorder, en l'examinant un peu de près.

« *La conscience*, disent-ils, *atteste à chacun qu'il est libre de faire ce qu'il fait*, *de s'en abstenir ou de faire le contraire*, *et ce témoignage de la conscience est universel et unanime.* »

D'abord cela est faux, car il y a eu de tous temps et il y a encore une multitude d'hommes auxquels leur conscience n'atteste rien de semblable, et qui n'ont pas du tout « le sentiment de leur liberté », mais ont, au contraire, celui d'être déterminés à agir soit par une série de motifs plus ou moins conscients, soit par la suprême volonté divine. N'y a-t-il pas des peuples entiers fatalistes ? Les métaphysiciens, de même que les théologiens, n'ont-ils pas toujours été divisés en deux écoles ou sectes ennemies, dont l'une soutenait la liberté et l'autre la prédestination divine, ou la nécessité de nos actions? Ainsi, l'énoncé même du grand argument des spiritualistes est faux ; ils avaient tout au plus le droit de dire que « la conscience atteste à *beaucoup d'hommes* qu'ils sont libres »... On pourrait même lésiner sur le terme *beaucoup* et exiger qu'ils missent à sa place *quelques;* mais soyons généreux, car même en admettant que ce sentiment est en effet universel, cela ne prouverait *absolument rien* en faveur du libre arbitre : avant la découverte du vrai mécanisme du système solaire, toute l'humanité avait le sentiment de l'immobilité de la terre ; les peuplades sauvages l'ont encore, ainsi que tous les enfants (et beaucoup de personnes adultes, mais ignorantes) appartenant aux nations civilisées ; ce qui n'empêche ni la rotation, ni la translation de la terre.

Ainsi, le témoignage de la conscience fût-il même unanime (ce qui n'a jamais été le cas par rapport au problème de la liberté) *est impuissant à prouver la vérité d'une opinion quelconque;* il prouve uniquement *le fait de sa propre existence*, chez quelques individus, ou chez beaucoup d'individus, ou chez tous les individus.

Ensuite, pour avoir le droit d'invoquer ainsi

la conscience comme témoin ou juge de ce que le moi est sur le point de faire, il faudrait d'abord démontrer que la conscience est une faculté indépendante, ce qui n'a jamais été fait et ne le sera jamais, puisque la conscience n'est pas autre chose que la perception immédiate de l'état actuel du moi. Or, dans cette acception, elle ne peut que signaler les changements qui se passent dans l'intérieur du moi, les accepter d'emblée comme faits accomplis, mais elle ne saurait en aucune façon préjuger leur origine, ni la direction qu'ils prendront en se déroulant sous les influences extérieures ; la conscience est donc tout à fait incompétente non seulement à résoudre la question de la liberté, mais même à en concevoir la vraie teneur. En effet, tandis qu'il est question de la liberté de *vouloir*, c'est-à-dire de la genèse, de l'origine, des éléments et du mécanisme de nos volitions, la conscience parle seulement de la liberté de *faire*, c'est-à-dire de mettre à exécution une volonté déjà formée ; elle dit : « En ce moment je veux faire ceci ou cela, et je sens que je puis le faire ou m'en abstenir. » On le voit, la volonté est prise en bloc, telle quelle, sans prédicat ; le prédicat *libre* ne vient qu'après et s'applique à la question d'exécuter ou de ne pas exécuter la volonté préformée. Ainsi, la conscience transporte à son insu une question interne sur le terrain externe; en d'autres termes, elle transforme une question de vouloir en une question de pouvoir et, trouvant ce dernier libre, elle en conclut que le premier l'est aussi. C'est tout à fait le cas de l'étincelle que nous avons cité dans le chapitre précédent : Certes, l'individu est libre de *faire* ce qu'il veut faire en ce moment, pourvu qu'aucun obstacle physique ou psychique ne s'oppose à l'exécution de son dessein ; mais cela ne prouve pas qu'il soit libre de *vouloir* en ce même moment autre chose que ce qu'il veut réellement. Certes, il peut s'abstenir de ce qu'il veut maintenant, pourvu qu'une autre volition, opposée à la première, surgisse en lui ; mais il ne s'ensuit nullement qu'il puisse changer de décision sans une cause qui la lui fasse changer, c'est-à-dire qu'il soit libre de *vouloir ce qu'il veut;* or, là est justement le problème de la liberté. Nous avons donc le droit de déclarer la conscience individuelle absolument incapable de résoudre cette question.

Que si, malgré son évidente incompétence, nous voulions accorder une certaine valeur au témoignage de la conscience, il faut avant tout se bien assurer de ne pas l'interpréter à l'envers. Or, il me paraît qu'en recueillant ce témoignage, on a réellement pris un *non* pour un *oui*; je veux dire que la conscience immédiate, non faussée ou fourvoyée par l'acrobatisme scolastique, mais acceptée dans toute sa naïveté primesautière, a précisément reconnu la doctrine de la nécessité comme la seule vraie, en se fiant à son intuition du véritable état des choses, à elle imposée par la nature elle-même; intuition vague et indéfinie, que le progrès moderne de toutes les branches du savoir humain ne fait qu'éclaircir peu à peu, au fur et à mesure que l'esprit scientifique pénètre dans les domaines qui étaient considérés comme appartenant exclusivement au sentiment. Ici, comme toujours et comme partout, un vague pressentiment précède la connaissance définie de la vérité; et les hommes, dans leurs actions, suivent toujours plus volontiers ces *voix de la nature*, que les abstruseries scolastiques qu'ils créent eux-mêmes et dont ils ne peuvent pas s'empêcher de se défier.

Cela est tellement vrai et tellement universel, que les défenseurs mêmes du libre arbitre ne peuvent s'y soustraire; il n'est pas un partisan de la liberté, en effet, qui, mis en demeure d'apprécier une action inattendue ou insolite commise par une personne qu'il croyait bien connaître, ne dise : « *Il me semblait impossible que cet homme fît une chose semblable ; il a dû y être poussé par quelque puissant motif, sans cela je ne pourrais m'expliquer le fait.* » Et il ne vient jamais à l'esprit de personne de dire, en haussant les épaules : « *Cela s'explique par l'usage qu'il a fait de son libre arbitre !* » Tout le monde, assurément, trouverait une pareille explication ridicule ; et l'individu même qui en serait l'objet s'offenserait, quand même *il croirait croire* à sa liberté personnelle et ne manquerait pas de répondre : « *Quoi, s'imagine-t-on que j'agisse sans motifs suffisants? Me prend-on pour un fou* (1) »?

(1) Voir à ce sujet ma *Physiologie de la volonté*, introduction, pages XVII XVIII, et la *Physiologie de l'esprit*, de Maudsley, page 385 de ma traduction française. Il dit : « Une volonté se déterminant elle-même est une chose inconcevable en fait et une contradiction dénuée de sens dans les termes; si elle existait, il n'y aurait aucune raison de s'étonner de n'importe quelle action commise par un homme,

En général, quand il s'agit d'apprécier une action quelconque, tous, tant que nous sommes, nous demandons d'abord : Quels motifs ont pu déterminer un tel à agir ainsi et non autrement? et nous ne nous sentons satisfaits qu'après être parvenus à découvrir les motifs que nous jugeons suffisants ; en d'autres termes, nous ne sommes pas contents aussi longtemps qu'il reste une *lacune* dans l'enchaînement des déterminations successives, c'est-à-dire dans le déroulement des conséquents produits par les antécédents, et tant que nous n'avons pas fait rentrer l'action dont il s'agit dans le domaine de la loi de causalité. Et pourtant il serait si facile de

ni de la blâmer, quelque criminelle qu'elle fût; car supposer qu'un homme agit en vertu d'une semblable volonté, sans qu'elle soit influencée par la raison, c'est-à-dire par les motifs, c'est supposer qu'il est pire qu'un fou : les fous ne conspirent point dans les maisons de santé, parce qu'ils ne peuvent pas compter les uns sur les autres, et leur conduite surprend et effraye les hommes sains, justement parce qu'elle dévie souvent de la manière d'agir uniforme qui résulte des causes morales. Si la volonté était libre, les *fous auraient la volonté la plus libre*, car leurs actions sont bien plus difficiles à prédire que celles des sensés. » — Il est évident que si nous pouvions prévoir toutes les actions des hommes nous cesserions de les croire libres; et l'illusion de liberté provient en grande partie précisément de l'*imprévu* qu'il y a toujours dans les actions insolites des hommes.

combler cette lacune à l'aide du libre arbitre; pourquoi donc ne le faisons-nous pas? Parce que, dans le plus intime de notre conscience, nous sentons une répugnance invincible à accepter le libre arbitre comme quelque chose de réel, comme quelque chose de plus qu'une illusion, comme autre chose enfin qu'un *subterfuge* bon tout au plus à voiler notre ignorance éventuelle d'un anneau quelconque dans l'enchaînement des phénomènes internes.

Si donc nous voulons à tout prix donner un vote de confiance au témoignage réel de la conscience, comme sentiment immédiat et primesautier dépouillé de la toile d'araignée dont la scholastique l'a emmaillotté, force nous est de reconnaître que, *dans son for intérieur, elle se prononce contre la liberté, en faveur de la nécessité.*

La chose devient encore plus évidente si de l'activité individuelle des hommes, nous passons à l'activité *collective* de l'homme, en d'autres termes, si d'une question de psychologie individuelle nous faisons une question de psychologie sociale. On voit alors que, quoique la *spéculation théorique* ait souvent été dominée par des doctrines ennemies de la doctrine de la nécessité, cette dernière n'a pourtant jamais cessé d'être, *dans la pratique*, le fondement de toute institution humaine, de toute morale, de toute pédagogie, de toute religion, de tout droit pénal, de toute réforme sociale. Cela prouve que la conscience collective des hommes, leur bon sens ou sens commun, si l'on veut, a toujours reconnu la doctrine de la nécessité comme la seule vraie, tout en le faisant généralement par une intuition vague, plutôt que par une vue nette de la réalité. En effet, pour les relations de la communauté sociale, il est d'absolue nécessité d'obtenir que les individus agissent d'une manière donnée, expression de l'équilibre ou de la neutralisation des égoïsmes particuliers, d'une manière qui concoure à harmoniser les intérêts de chacun avec ceux de tous, ou qui, du moins, si elle ne peut pas atteindre ce but, cet idéal dont nos sociétés soi-disant civilisées sont encore si éloignées, en soit réputée capable et soit approuvée par la majorité. Sans cela, la société est impossible.

Aussi l'éducation, le droit pénal, la morale et la religion s'efforcent-ils de présenter aux individus une foule de raisons propres à diriger leur volonté dans un sens plutôt que dans l'autre, et une foule de motifs qui, à défaut de l'acquiescement de la volonté à ces raisons, obligent les individus à faire telle ou telle chose et à s'abstenir de telle ou telle autre; en outre, comme si l'on craignait que les motifs internes fussent insuffisants à enchaîner la liberté d'action individuelle, on ajoute encore une foule de motifs externes : les peines et les récompenses humaines et divines, chargées d'achever l'œuvre en déterminant définitivement dans le sens désiré les volontés qui, en dépit des autres restrictions, seraient encore tentées de résister et de ne pas se soumettre.

Quant aux individus qui, malgré cette destruction systématique du libre arbitre, semblent en conserver un débris et qui, s'émancipant des sanctions sociales, agissent à leur manière, sans égard pour les autres, — la société les range dans la catégorie des *coupables* ou dans celle des *fous* et les sacrifie impitoyablement à sa propre sûreté, en les renfermant dans les prisons ou dans les maisons de santé, lorsqu'elle ne les condamne pas à mort. Elle ne reconnaît comme membres dignes d'elle que ceux qui sacrifient complètement sur son autel leur libre arbitre imaginaire; et elle poursuit avec acharnement, partout où elle le peut, la plus infime manifestation d'une volonté ayant l'apparence de se déterminer elle-même, sans motifs, indépendamment des motifs, malgré les motifs, ou seulement d'après des motifs qui ne sont pas ceux que la majorité croit être les bons et veut imposer à tous.

On le voit, les moyens d'action et le but de l'éducation, de la morale, du droit pénal, de la religion, de chaque institution sociale, sont tous imaginés, calculés et réputés efficaces, uniquement en vertu de la non-existence du libre arbitre; et même à les bien considérer on les dirait inventés expressément pour détruire le libre arbitre s'il existait, car la société a une horrible peur de ce fantôme, et elle a bien raison; elle sait en effet qu'avec lui toute communauté sociale serait impossible, toute mesure tendant à en améliorer les conditions serait illusoire, toute espérance de progrès quelconque serait absurde.

Mon père a dit dans son remarquable ouvrage intitulé *De l'autre rive* : « Avez-vous jamais réfléchi au sens de ces mots : L'homme naît libre? Je vous les traduirai. Cela veut dire : *L'homme naît animal, et rien de plus.* »

En effet, le progrès qui différencie l'homme des brutes ne s'accomplit que grâce à l'infaillible efficacité de nouvelles chaînes, de nouvelles règles de conduite, en un mot de nouveaux motifs, lentement élaborés par les frottements sociaux, et qui doivent plier les volontés de façon à les déterminer de plus en plus fortement dans le sens que l'on regarde comme le plus raisonnable et le meilleur; tandis que d'une volonté libre non déterminée, mais déterminante, on ne peut attendre qu'une action déréglée, un capricieux mélange de vices et de vertus, où prédomineraient occasionnellement les uns ou les autres, — mais jamais des actes conformes à un ordre régulier; pourtant cet ordre existe de fait, et il est sûrement l'effet nécessaire des causes qui le produisent.

Il faut donc conclure qu'à partir du moment où l'homme commença à s'élever au-dessus des brutes, une de ses premières « révélations physiologiques inconscientes » (suivant l'heureuse expression de Mantegazza) a été la conviction tacite de la nécessité naturelle et que, dès les temps les plus reculés, cette conviction, du fond du plus intime sanctuaire de la conscience, où l'homme osait bien rarement descendre, a toujours présidé, le plus souvent sans qu'il s'en aperçût, à la genèse de ses volitions et à l'exécution de ses actes.

Le progrès moderne de toutes les branches du savoir positif n'a fait, je le répète, que rendre plus net ce sentiment réel et primitif, latent dans la conscience, en le dépouillant des masques dont la scolastique l'avait affublé, sans parvenir toutefois à l'effacer entièrement; il a résisté à tous les sophismes et il leur résistera toujours, parce que *le sentiment intime de la nécessité universelle correspond à la nature même des choses et est par conséquent indestructible.*

En conclusion, je répéterai encore une fois ces mots de Martin Luther, que j'ai déjà souvent cités et qui résument admirablement le contenu de ce chapitre : « Quare simul *in omnium cordibus* scriptum invenitur, *liberum arbitrium nihil esse;* licet *obscuretur* tot disputationibus contrariis et tanta tot virorum auctoritate. »

APPENDICE

CE QUI ENTRETIENT L'ILLUSION DU LIBRE ARBITRE

Malheureusement, la vérité, qui jaillit de ce qui précède, vient se heurter contre un de nos préjugés les plus invétérés et d'autant plus difficile à déraciner, qu'il est motivé par la perpétuelle illusion de notre liberté individuelle; illusion causée par le sentiment de la participation de l'individu au complexus causal de nos actions, et entretenue par le fait qu'il y a souvent de l'*imprévu* dans notre décision finale.

L'illusion de la liberté est d'autant plus complète, de ce chef, que les circonstances déterminantes sont moins apparentes et moins faciles à discerner.

En effet, dès qu'une action a une importance

quelconque, tout le monde s'accorde à dire que l'individu s'est déterminé en raison du tempérament, de l'éducation, de l'âge, des circonstances, etc., et plus grandit l'importance de l'acte, moins on admet la libre décision de l'individu; toujours on reconnaît davantage l'efficacité des motifs extérieurs, et cela est très naturel; car la réaction est proportionnelle à la somme des excitations; de sorte que, pour produire une action forte, il faut une cause énergique et évidente. Dans les cas extrêmes, dans les actes résultant de passions violentes, la prétendue liberté de la volonté s'exclut tout à fait, et l'on cesse de regarder l'individu comme *responsable*, non seulement dans la pratique de la vie, mais aussi dans le champ des sciences juridiques. Dans l'extrême opposé, quand un acte tout à fait indifférent est déterminé par un motif qui ne mérite pas d'être observé, on se figure que ce motif n'existe pas et, en effet, c'est justement pour les actions de peu d'importance, que les champions du libre arbitre le revendiquent avec le plus de ténacité.

Nous sommes, par exemple, engagés dans une discussion sur le libre arbitre ; mon adversaire, jaloux de me confondre par un argument sans réplique, me dit :

— Vous avez beau faire des sophismes, il est certain qu'en ce moment je suis libre d'ouvrir et de fermer la main, de rester immobile ou de marcher, de me précipiter de cette fenêtre ou de rester ici à discourir avec vous.

— Je le nie.

— Comment, vous le niez ?

— Certes. Donnez-moi la preuve de votre liberté.

— Quelle preuve voulez-vous ?

— L'exécution immédiate de l'une des choses que vous prétendez être en votre pouvoir.

— Volontiers. Que dois-je faire ?

— Vous jeter par la fenêtre.

— Ah ! non ! Vraiment !

— Et pourquoi non ?

— Mais croyez-vous sérieusement que l'envie d'avoir raison dans cette discussion soit un motif suffisant pour qu'un homme, ayant femme et enfants, ou même n'en ayant pas, se jette par la fenêtre au risque de se rompre le cou ?

— Non, mon ami, cela ne me paraît pas un *motif suffisant*, et c'est justement parce que ce motif n'est pas suffisant, même à vos yeux, que vous ne vous jetez pas par la fenêtre. Convenez donc que vous jeter ou non par cette fenêtre n'est pas en votre pouvoir, mais dépend des motifs qui s'offrent à votre entendement. Vous n'êtes donc pas libre d'accomplir cet acte ou plutôt de *le vouloir*, car si une fois vous le vouliez, *l'accomplissement* dépendrait des circonstances extérieures, par exemple de l'existence ou de la non existence d'une grille, de mon assentiment ou de mon opposition, de mille autres choses. En somme, il n'y a pas ici de libre arbitre. Que répondrez-vous à cela?

— Je dirai que j'ai mal choisi l'exemple, qu'il ne faut pas considérer des actes d'une telle importance.

— Très bien. Vous revendiquez donc le libre arbitre seulement pour des choses sans importance. Est-ce bien la peine de défendre avec tant de zèle une faculté qui s'évanouit dans toute action importante et qui s'applique seulement aux actes insignifiants? Êtes-vous bien sûr de pouvoir, au moins dans ces cas insignifiants, agir ou vous abstenir indépendamment des motifs?

— C'est d'une telle évidence que cela ne se

discute pas. Je puis en cet instant, sans aucun motif, aller à droite ou aller à gauche.

— Et de quel côté voulez-vous aller en ce moment?

— A droite.

— Eh bien! je parie que si vous *voulez* réellement aller à droite, vous ne *pouvez pas* aller à gauche.

— Voilà qui est fort! Je vais à gauche.

— C'est précisément ce que je prévoyais; vous voyez donc qu'il ne dépendait pas de vous d'aller à droite, et que mes paroles ont suffi pour vous faire aller à gauche. Cette fois, paraît-il, le motif était suffisant.

— Je proteste! s'écrie mon adversaire un peu piqué; ce n'est pas là raisonner, c'est plaisanter ou se moquer des gens!

— Doucement, doucement, si vous vous mettez en colère, vous me fournirez quelque nouvelle preuve. Déjà le fait d'avoir un peu élevé la voix, d'avoir gesticulé avec plus de vivacité, est manifestement de votre part une réaction pure et simple provoquée par une plaisanterie. Maintenant, si vous voulez bien m'écouter, je vous dirai comment je m'explique le malentendu qui vous donne l'illusion de la liberté. De l'incessant travail de notre cerveau résulte un flot ininterrompu d'images et de tendances actives, pour ainsi dire, qui toutes pourraient se réaliser, se transformer en actions, ou ne se point réaliser et être remplacées par d'autres. A tout moment, nous sentons la direction que prend la tendance motrice, mais nous ne sentons pas quelle sera la direction définitive. La probabilité en faveur de telle ou telle ligne de conduite peut bien être évidente; mais, néanmoins, tant que toutes les possibilités n'ont pas été éliminées, c'est-à-dire tant que toutes les conditions productrices de l'acte ne se sont pas réalisées, nous réputons le choix libre. Mais le cercle des possibilités se restreint à mesure que la tendance à agir dans un mode déterminé, en s'élaborant dans les représentations du cerveau, déprime et, pour ainsi dire, efface toutes les autres. Alors, nous sentons nos réflexions prendre une direction plus décidée, et nous disons : « Je commence à vouloir agir dans ce sens plutôt que dans cet autre. » Enfin, les causes déterminantes se complètent, et ce qui était d'abord une possibilité, puis une probabilité, devient une réalité. Dans ces divers stades, nous sentons l'acte se former, et, suivant le sentiment éprouvé, nous disons : « Je veux ; » alors le mouvement a lieu. De même une balance, chargée dans ses deux plateaux d'un poids égal, peut trébucher soit d'un côté, soit de l'autre ; elle est *libre* de s'abaisser à droite ou de s'abaisser à gauche, mais elle ne le fait pas, parce que les deux poids se font équilibre. Mais que l'on ajoute d'un côté le poids le plus minime, un atome de poussière, cela suffira pour décider le mouvement. Tant que ce surcroît manque, la balance reste libre d'exécuter tel ou tel mouvement ; dès qu'il a été ajouté, elle perd cette liberté et devient esclave des circonstances. Cette liberté consiste donc dans la possibilité de tel ou tel événement, et si la balance avait conscience d'elle-même, elle se jugerait libre, comme nous le faisons ; si elle ne s'apercevait pas qu'un atome de poussière la fait trébucher, elle croirait aussi à son libre arbitre.

« Quelque langage, dont on puisse se servir, il est impossible de concevoir comment nous pourrions être déterminés parfois par des motifs et parfois sans motifs, exactement comme si le plateau d'une balance pouvait être abaissé tantôt par un poids et tantôt par une substance impondérable, qui, quel qu'en puisse être la nature, équivaut pour la balance à rien. » Ainsi parle Priestley.

— Mais il ne fait pas comme vous l'absurde supposition d'une balance consciente de ses mouvements.

— Voulez-vous une autorité aussi pour cette supposition ? Je puis vous en citer une, celle de Spinosa, s'il vous plaît.

« Tout est déterminé à exister et à agir, par une cause externe, et selon une raison certaine et déterminée ; par exemple, une pierre reçoit d'une cause externe, qui la pousse, une certaine quantité de mouvement, et continue, par suite, à se mouvoir.

« Imaginez, maintenant, que cette pierre, pendant qu'elle continue son mouvement, pense et sache que, autant qu'il est en elle, elle s'efforce de continuer ce mouvement.

« Certainement, cette pierre, ayant conscience de son effort et n'y étant point indifférente, se croira libre de se mouvoir par sa seule volonté. Telle est cette liberté humaine, dont tous se flattent, et qui consiste seulement dans ce fait, que les hommes sont conscients de leurs propres appétits et, en même temps, ignorants des causes qui les déterminent. »

Herbert Spencer fait, dans son célèbre ouvrage (1) une comparaison analogue :

« Un corps libre dans l'espace, et soumis à l'attraction d'un seul autre corps, se mouvra dans une direction qui peut être prédite avec une grande précision. Mais, qu'il soit attiré par deux corps, le déplacement ne sera plus alors calculable qu'approximativement. Qu'il soit attiré par trois corps, la direction sera calculable encore avec une moindre précision. Enfin, supposons le corps en question entouré de corps de toutes les grandeurs, situés dans toutes les directions et à toutes les distances, son mouvement sera en apparence indépendant de l'influence de chacun d'eux ; il se mouvra suivant une ligne indéfinie et oscillante, qui semble se déterminer spontanément ; il paraîtra *libre*. De même, à mesure que les rapports de tout état psychique avec les autres deviennent nombreux et varient de degré, les modifications psychiques

(1) *Principles of psychology*, traduction française par Ribot et Espinas.

deviennent incalculables et, en apparence, indépendantes de toute loi. »

— Mais est-il possible que nous en arrivions jamais à prévoir les actions et les paroles des hommes, comme nous prévoyons les phases des corps célestes ?

— Je confesse que je ne le crois pas, quoique Kant ait dit (1) : « Si nous pouvions scruter intimement toute manifestation libre de l'activité humaine, il n'y aurait pas une seule action qu'on ne pût prédire avec certitude » ; et ailleurs (1) : « On peut donc accorder, que, s'il était possible de pénétrer assez profondément dans la manière de penser de chaque homme, et si les moindres ressorts et toutes les circonstances influant sur cet homme étaient connus, alors on pourrait calculer exactement la manière d'agir d'un homme dans l'avenir, comme on calcule une éclipse de soleil ou de lune. »

Quoi qu'il en soit, vous m'accorderez bien que si nous pouvions prévoir avec certitude chacune de nos paroles et chacun de nos actes dans toutes leurs particularités, comme nous

(1) *Critique de la raison pure.*

(1) *Critique de la raison pratique.*

prévoyons aujourd'hui les mouvements des corps célestes, la croyance à l'existence en nous d'une volonté libre, indépendante, s'évanouirait comme un vain fantôme, et nous n'y croirions pas plus que nous ne croyons à des puissances surnaturelles produisant les éclipses et dominant les comètes. Il nous paraîtrait aussi simple de supposer que nos actions se suivent, s'enchaînent les unes les autres, obéissant toujours aux lois inéluctables de la nature, qu'il nous le semble des astres, dont les mouvements se conforment aux immuables lois de la gravitation universelle. Mais pour prévoir tous les phénomènes, il faut préalablement connaître toutes les circonstances qui concourent à leur production, et c'est précisément cette prévoyance qui nous manque touchant les phénomènes vitaux et surtout nerveux. Plus les conditions, qui donnent lieu au phénomène, sont nombreuses et complexe, moins il est possible de les connaître toutes suffisamment pour pouvoir prédire la combinaison qui en sortira et le résultat ultime.

Pour prévoir les actions des hommes, il faudrait connaître parfaitement, non seulement les corrélations qui relient toutes les particularités de l'organisme humain et celles du cerveau, mais en outre toutes les influences qui ont contribué au développement de l'homme, celles qui peuvent modifier plus ou moins ses dispositions innées, les circonstances précises dans lesquelles il se trouve. Comme on le voit, c'est là une tâche trop au-dessus de nos forces. Des circonstances qui déterminent nos actes, nous ne connaissons qu'une très petite partie et souvent la plus insignifiante. Or, si la conscience de certaines de ces conditions suffit pour prévoir la marche générale de l'ensemble, elle ne suffit pas à nous donner une idée particularisée, précise et exacte de la forme définitive. Par là, nous ne pouvons connaître qu'imparfaitement le mode suivant lequel nous agirons. Nous voilà encore en face de l'incalculable et de l'imprévu. Mais quand même nous ne devrions jamais arriver à une complète connaissance de tant de phénomènes si variables et si fugaces, la valeur de notre conclusion en serait-elle amoindrie ? Combien ne s'offre-t-il pas à nos regards de phénomènes très compliqués, dans lesquels nous reconnaissons, sans hésiter, le concours de circonstances multiples et diverses plus ou moins calculables, sans qu'il en résulte pour cela la prévoyance de ces phénomènes. Tout le monde ne croit-il pas fermement que chaque goutte d'eau, précipitée en bas de la cataracte du Niagara, obéit nécessairement à beaucoup de forces, qui la poussent en même temps? Chacun ne croit-il pas que cette goutte tombe au point précis où elle doit tomber, sans que la moindre déviation soit possible ? Pourtant, quel mathématicien oserait entreprendre de calculer le point précis où chacune des gouttes d'eau contenues dans le fleuve viendra se briser dans son énorme chute?

Cependant, il y a des phénomènes de la même nature, qui, après être restés bien des siècles inaccessibles au calcul, commencent déjà à entrer dans le cercle d'une régularité, qui permet de les rapporter aux effets nécessaires et inévitables de lois constantes.

Tels sont les phénomènes météorologiques. Tant que les observations, au sujet du beau et du mauvais temps, ont été limitées seulement à quelques contrées situées au milieu de la zone tempérée, où se rencontrent et se heurtent les influences polaires et équatoriales, on n'est jamais arrivé à aucun résultat positif; les changements de temps paraissaient abitraires, et souvent, pour obtenir du ciel la pluie ou le beau temps, on recourait aux prières, au processions, aux bénédictions, et autres puérilités semblables non encore complètement disparues de l'idolâtrie moderne. Cette même superstition, qui régnait relativement à la météorologie, régnait plus anciennement encore au sujet des éclipses et des comètes, qui tourmentaient fort les prêtres de toutes les religions, sans en excepter la vraie. Mais dès que les observations s'étendirent aux zones polaires et équatoriales, où les phénomènes se manifestent avec plus de simplicité et de constance, on commença à entrevoir, que même les changements atmosphériques de notre zone sont soumis à une certaine régularité. On découvrit entre les circonstances diverses des rapports et des connexions non imaginées encore, et déjà nous sommes arrivés à pouvoir très souvent annoncer par le télégraphe l'approche d'un ouragan, d'un vent chaud et humide, ou la probabilité d'un atmosphère pure et sereine. Pour peu que l'on considère la multitude des observations nécessaires, et aussi depuis quel court espace de temps elles ont commencé, on est obligé de reconnaître que c'est là un résultat des plus splendides.

La psychologie physiologique actuelle peut être considérée comme étant dans un état transitoire semblable à celui de la météorologie ; de même que cette dernière possède déjà un nombre d'observations suffisant pour déterminer les variations *annuelles* du temps dans tous les pays du globe; de même l'histoire, la statistique, la jurisprudence disposent de données suffisantes pour reconnaître, dans les vicissitudes des divers peuples, pris en masse, l'action des lois constantes, qui dirigent le développement de l'humanité, précisément comme les lois astronomiques dirigent le cours des planètes. Et de même que la météorologie est encore impuissante à indiquer à l'avance le temps de chaque jour, ainsi la psychologie physiologique n'est pas encore parvenue à la connaissance du rapport constant entre l'organisation spéciale de chaque individu, les influences qui le font agir et les réactions qui en résultent (1).

(1) Le nombre, le poids et la mesure sont les bases de toute science exacte; nulle branche des connaissances humaines ne peut être regardée comme sortie de son enfance,

En outre, comme la météorologie peut affirmer que les variations quotidiennes du temps sont les manifestations nécessaires et infaillibles de lois constantes, sans avoir encore réussi à formuler ces lois, ainsi la psychologie physiologique peut tout aussi sûrement déclarer, que les variations individuelles de l'activité humaine

si, d'une manière ou d'une autre, elle n'établit pas ses théories et ne les corrige pas dans la pratique au moyen de ces éléments. *Ce que sont les données astronomiques ou les registres météorologiques pour une explication raisonnée des mouvements des planètes ou de l'atmosphère, les documents statistiques le sont pour la philosophie sociale et politique.* Ils assignent à des intervalles déterminés les valeurs numériques des variables, que l'observation directe peut atteindre, et c'est alors l'affaire d'une bonne théorie d'analyser ces variables ou leurs fonctions, et de les combiner de manière à en tirer les éléments moins accessibles qui entrent dans l'expression des lois générales. Nous sommes encore loin d'avoir atteint quelque connaissance semblable, mais diverses circonstances encourageantes nous défendent de désespérer d'y arriver.

« La première de ces circonstances est l'excessive régularité, que l'on trouve prévaloir dans la marche annuelle des faits statistiques et la constance des rapports qu'ils indiquent là où de grandes masses de population sont considérées, où les traits principaux de la nature humaine constituent les éléments influents, d'où les résultats observés dépendent, où visiblement enfin des causes perturbatrices (réellement telles), temporaires ou périodiques n'interfèrent point. Comme exemple, on peut citer la proportion relative dans les naissances des deux sexes ; le rapport des naissances illégitimes aux naissances légitimes dans le même pays et sont l'expression extérieure de lois constantes, déterminant le rapport entre l'organisation, les motifs et l'acte.

Les actions de l'homme moral et intellectuel sont-elles soumises à des lois ? M. Quételet (1) répond à cette demande :

« Il serait impossible de résoudre une pareille

dans la même classe de population; bien plus, le nombre de mort-nés avec un percentage différent pour les villes et pour les campagnes, que M. Quételet a constaté être tellement uniforme en Belgique, que sur un nombre total de près de 6,000 cas, l'écart de la moyenne ne s'élève pas à 140; le rapport des mariages à la population entière, des mariages en secondes noces au nombre total des mariages annuels, et, plus minutieusement encore, les mariages de veufs et de veuves, de veuves et de garçons, de veufs et de filles, les âges relatifs des conjoints et une foule d'autres particularités, qui, toutes libres comme l'air dans les cas individuels, semblent, quand on considère des masses, être réglées avec une précision prouvant clairement, entre les causes agissantes, l'existence de relations assez déterminées, pour qu'évidemment la complication seule de leur mode d'action les empêche d'être assujetties à un calcul et éprouvées par un appel aux faits. *Prise dans la masse et par rapport aux lois physiques comme aux lois morales de son existence,* LA LIBERTÉ DONT L'HOMME SE TARGUE *disparaît, et l'on pourrait à peine citer une action de sa carrière* que les usages, les conventions et les nécessités sérieuses de la vie ne paraissent pas *lui prescrire* comme inévitable, plutôt que de l'abandonner à la libre détermination de son choix. » (Sir John Herschel, dans un article de la *Revue d'Édimbourg*, 1850, n° 185. Reproduit comme introduction à la nouvelle édition de la *Physique sociale* de A. Quételet, 1869.)

(1) *Physique sociale*, 2e édit., 1869, p. 93.

question *à priori*. Si nous voulons procéder d'une manière sûre, c'est dans l'expérience qu'il faut en chercher la solution...

« ... . Dans tout ce qui se rapporte aux crimes, les mêmes nombres se reproduisent avec une constance telle, qu'il serait impossible de la méconnaître, même pour ceux des crimes qui sembleraient devoir échapper le plus à toute prévision humaine, tels que les meurtres...

« ... Cependant l'expérience prouve, que non seulement les meurtres sont annuellement à peu près en même nombre, mais encore que les instruments qui servent à les commettre sont employés dans les mêmes proportions. Que dire alors des crimes que prépare la réflexion ?

« Cette constance, avec laquelle les mêmes crimes se reproduisent annuellement dans le même ordre et attirent les mêmes peines dans les mêmes proportions, est un des faits les plus curieux que nous apprennent les statistiques des tribunaux... Il est un budget qu'on paye avec une régularité effrayante, c'est celui des prisons, des bagnes et des échafauds... et chaque année, les nombres sont venus confirmer mes prévisions, à tel point que j'aurais pu dire, peut-être avec plus d'exactitude : il est un tribut que l'homme acquitte avec plus de régularité que celui qu'il doit à la nature ou au trésor de l'État, c'est celui qu'il paye au crime ! — Triste condition de l'espèce humaine ! — Nous pouvons énumérer d'avance combien d'individus souilleront leurs mains du sang de leurs semblables, combien seront faussaires, combien seront empoisonneurs ; à peu près comme on peut énumérer d'avance les naissances et les décès qui doivent se succéder !

« La société renferme en elle les germes de tous les crimes qui vont se commettre. C'est elle, en quelque sorte, qui les prépare, et le coupable n'est que l'instrument qui les exécute. Tout état social suppose donc un certain nombre et un certain ordre de crimes qui résultent, comme conséquence nécessaire, de son organisation. Cette observation, qui peut paraître décourageante au premier abord, devient consolante, au contraire, quand on l'examine de près, puisqu'elle montre la possibilité d'améliorer les hommes en modifiant leurs institutions, leurs habitudes, l'état de leurs lumières, et, en général, tout ce qui influe sur leur manière d'être. Elle ne nous présente, au fond, que l'extension de la loi déjà bien connue de tous les philosophes, qui se sont occupés de la société sous le rapport physique : c'est que tant que les mêmes causes subsistent, on doit s'attendre au retour des mêmes effets. Ce qui pouvait faire croire qu'il n'en était pas ainsi des phénomènes moraux, c'est l'influence trop grande qu'on avait généralement supposée à l'homme dans tout ce qui se rapporte à ses actions. »

On le voit, nous autres, « immoraux matérialistes », nous ne sommes pas seuls à vouloir que l'étude de l'homme intellectuel et moral soit considérée comme une science d'observation ayant pour but de découvrir les lois constantes de l'activité humaine.

S'agit-il de cas relativement simples? Nous sommes tous fort disposés à admettre une parfaite régularité dans les manifestations vitales de l'organisme. Les animaux, riches en actes réflexes innés et dont l'organisme ne se prête qu'à l'acquisition d'un moindre nombre de ces actes; les animaux, presque exclusivement réduits à leur expérience individuelle, ont un cercle d'activité beaucoup plus restreint; il leur manque ce qui imprime aux actions humaines une infinie diversité. Chez eux, par conséquent, la manière de réagir vis-à-vis des influences extérieures est moins variable et les différences individuelles sont moins prononcées; en revanche, les influences génériques le sont beaucoup plus, et voilà la raison pour laquelle nous découvrons plus facilement les rapports entre l'organisme, les conditions où il se trouve et ses réactions. Sans doute, chez l'homme la question se complique infiniment; pourtant, étant connus le caractère, le tempérament et l'éducation d'un individu, nous pouvons, dans une certaine mesure, prévoir la ligne de conduite qu'il adopta dans un cas donné; ce qui serait impossible si la détermination de la volonté était libre et arbitraire : alors, toute tentative pour arriver à une pareille prévision serait complètement absurde et en contradiction manifeste avec la prémisse; tandis, qu'en réalité, si les particularités nous échappent, c'est seulement parce que nous ignorons la plus grande partie des causes déterminantes. Pourtant, dans la vie pratique, nous savons nous ingénier par mille artifices à disposer les autres, comme nous le désirons; nous savons les faire pencher de tel ou tel côté, les faire s'écarter d'une résolution prise, c'est-à-dire éveiller dans leur cerveau, en présentant d'une certaine façon le cas, qui nous intéresse, une série d'images, qui entreront à titre d'éléments nouveaux dans les actes réflexes et modifieront la réaction ultime.

« Prier, conseiller, persuader quelqu'un de faire telle chose ou de s'en abstenir, c'est simplement rendre présents à son âme les idées des avantages ou des désavantages physiques ou moraux de la beauté, ou de la turpitude de l'action dont il faut s'abstenir ou qu'il faut exécuter.

« Or, recourrait-on à ces pratiques, si l'on n'était persuadé par expérience que la considération du bien ou du mal peut faire une impression efficace sur la sensibilité humaine, et a *sûrement* le pouvoir de déterminer la volonté à entreprendre ou à s'abstenir d'une action donnée ?

« Le commerce journalier des hommes, le train de toutes les affaires, l'art même de parler sont une confirmation lumineuse et perpétuelle de cette vérité (1). »

(1) Romagnosi, *Genesi del Diritto penale.*

Décrire les multiples et diverses manières de *prédisposer les esprits* serait superflu : ce sont tantôt des paroles, tantôt des caresses et des baisers, tantôt un verre de vin, une tasse de café employés à propos, et notez que nous savons parfaitement épier le moment favorable, c'est-à-dire celui où la personne se trouve le mieux disposée soit à agir présentement, soit à se décider pour l'avenir conformément à nos intentions, justement parce que nous savons par expérience que ses résolutions ne dépendront pas seulement des circonstances extérieures et de notre influence, mais aussi de l'état, souvent fugitif, dans lequel les impressions trouveront le système nerveux. Donc, quelle que soit la résolution prise, elle n'aura rien à voir avec une émanation spontanée de la volonté, mais (précisément, comme les perturbations des corps célestes ne sont pas des caprices arbitraires, mais bien des déviations dues à l'intensité de l'attraction des corps voisins), elle sera la résultante *nécessaire et inévitable* des trois conditions que j'ai cherché à élucider (1) :

(1) *Physiologie de la volonté.*

1° De l'organisation individuelle;

2° De l'ensemble des impressions qui frappent l'individu à un moment donné; et

3° De l'état dans lequel se trouveront, à ce moment-là, les centres nerveux de cet individu.

TROISIÈME PARTIE

CONSCIENCE ET PERSONNALITÉ

CHAPITRE PREMIER

LA CONSCIENCE

Il nous reste encore une grosse question à examiner. L'activité cérébrale est tantôt consciente, tantôt inconsciente : qu'est-ce que cet élément nouveau, que nous n'avons pas pris en considération jusqu'à présent, — qu'est-ce que *la conscience?*

Son *essence* nous est aussi inaccessible que l'essence de toute autre chose; il y a des faits primordiaux, irréductibles, inexplicables, que nous ne pouvons qu'accepter comme tels; c'est déjà beaucoup si nous réussissons à préciser les *conditions* dans lesquelles ils se manifestent; c'est même là tout ce qu'on peut demander à la science; le pourquoi n'est pas de son ressort. — Nous ne sommes guère plus avancés par rapport aux phénomènes physiques les plus simples : pourquoi est-ce que l'eau s'évapore à 100° et se solidifie à 0° ? Qu'en savons-nous ? Nous pouvons seulement constater qu'il en est ainsi et que la principale condition pour avoir de la glace, de l'eau liquide ou de la vapeur, c'est une certaine température, — basse, moyenne ou élevée. On ne demande pas au physicien d'aller plus loin ; de quel droit le demanderait-on au psycho-physiologiste ?

Pourquoi est-ce que, *dans certaines conditions,* l'activité nerveuse devient consciente ? Nous l'ignorons : mais nous commençons à connaître les conditions dans lesquelles elle l'est, et en l'absence desquelles elle ne l'est pas.

I

Conscience et inconscience.

Tandis que la plupart des psychologues physiologistes sont d'accord sur les principes fondamentaux du monisme et sur la nécessité de renoncer au dualisme traditionnel, ils sont en désaccord flagrant sur la participation de la conscience à l'activité nerveuse centrale. Les Anglais surtout ont fréquemment débattu cette question. Je citerai les deux principaux représentants des deux manières de voir opposées : H. Maudsley et G.-H. Lewes.

Maudsley (1) revient souvent sur cette question, à propos des différents centres nerveux ; il refuse absolument toute conscience à la moelle épinière et attribue les réactions surprenantes, les reflexes coordonnés, que l'on obtient de la moelle épinière de grenouilles décapitées, à un mécanisme inconscient, chargé de transmettre l'excitation par des voies nerveuses préformées (innées ou acquises) ; il s'efforce de refuser la

(1) Maudsley, *Physiologie de l'esprit.*

conscience aux centres sensorio-moteurs, situés entre la moelle épinière et les hémisphères cérébraux et attribue la grande complexité des réactions fournies par les animaux privés seulement de ces derniers, à la plus grande complexité des impressions qu'ils reçoivent au moyen des sens spéciaux ; de même que le mécanisme aveugle de la moelle épinière répond par des réactions uniformes ou peu variées aux impressions monotones qu'il reçoit, les centres sensorio-moteurs répondent inconsciemment par des groupes ou des séries de mouvements coordonnés aux groupes et aux séries d'impressions externes ; le véritable agent, le seul même, est ici encore le mécanisme organisé ; l'excitation nerveuse parcourt des voies préétablies, acquises par l'individu ou par la race.

Mais en affirmant ceci, Maudsley est plus prudent que lorsqu'il parle de la moelle épinière ; il reconnait lui-même qu'on ne peut pas dire avec certitude que les actes sensorio-moteurs soient toujours inconscients, et finit par avouer que la question est ouverte. Enfin, même en traitant des centres corticaux des circonvolutions cérébrales, siège de l'intelligence et de la volonté, il semble n'admettre qu'à regret la participation de la conscience à leur activité et s'attache surtout à faire ressortir la possibilité de leur fonctionnement inconscient.

Nous devons, dit-il, nous prémunir fortement contre l'erreur de considérer *la conscience* comme identique ou équivalente à *l'esprit*. Quand toute l'énergie d'une idée se décharge immédiatement à l'extérieur et donne lieu à une réaction idéo-motrice, nous n'en sommes point conscients; pour que nous ayons conscience d'une idée, il faut non seulement qu'elle ait une certaine intensité, mais qu'elle ne soit pas tout entière déversée sur les organes du mouvement. Une idée qui disparait de la *conscience* ne cesse pas pour cela d'exister; elle peut continuer à agir à l'état latent et, pour ainsi dire, sous l'horizon de la conscience, pendant que les courants moléculaires qui la constituent se ralentissent peu à peu, avant de s'arrêter tout à fait; dans cet état subconscient, elle peut avoir encore des effets moteurs ou influer sur d'autres idées; si nous voyons surgir inconsciemment des effets qui auparavant ne se manifestaient qu'à la suite d'idées perçues par la conscience, nous avons le droit de supposer *l'identité de la cause productrice dans les deux cas*, d'autant plus que, souvent, lorsque notre attention se détourne d'autres objets qui l'occupaient momentanément, nous nous apercevons tout à coup de ce que nous étions en train de faire inconsciemment, et nous saisissons ainsi l'idée inconsciente sur le fait. La conscience parait donc exiger, comme première condition, un certain degré de persistance et d'intensité du courant moléculaire qui parcourt le circuit de l'idéation. Il en résulte que lorsque la méditation s'accomplit régulièrement et rapidement et que l'enchaînement des idées ne subit point d'interruption, nous n'avons ensuite aucune conscience de chacune des idées qui se sont suivies ; les unes évoquent les autres, sans s'imposer isolément à la conscience du penseur, de sorte que le résultat auquel celui-ci arrive, peut lui sembler inattendu ou *casuel*, et que souvent il est difficile, impossible même, de se rappeler une à une les différentes idées qui ont conduit l'esprit à ce résultat. Que de pensées nées on ne sait comment, ne se présentent-elles pas dans le courant d'une seule journée, au seuil de notre conscience? Le premier courant d'idéation semble dans ce cas en éveiller immédiatement un autre et se répandre dans le labyrinthe de l'écorce cérébrale, en se transformant toujours avec une telle rapidité qu'il ne laisse point de traces persistantes de ses propres phases intermédiaires.

Depuis les travaux de Laycock et de Carpenter, personne ne niera le fait que les centres cérébraux supérieurs *peuvent* agir inconsciemment; mais cela ne nous donne assurément pas le droit de supposer *l'identité de la cause productrice* dans leur activité consciente et inconsciente; au contraire, du moment qu'il y a conscience dans un cas et point dans l'autre, nous sommes forcés d'admettre *une différence dans les conditions du phénomène;* il s'agit précisément de savoir quand et pourquoi (ou plutôt dans quelles circonstances) la fonction nerveuse centrale est-elle consciente? A cela Maudsley répond : lorsque l'excitation a un certain degré de persistance et d'intensité. Cette explication est pour le moins insuffisante : quoi de plus persistant et de plus intense que « la musique » des sphères célestes, dont il parle dans une note à la page 17? Et pourtant nous ne l'entendons pas;

quoi de moins intense que le bruit des ailes d'un cousin que nous entendons très bien ? Quoi de moins persistant qu'une étincelle électrique que nous voyons dans tout son éclat ? Il ne faut pas oublier, d'ailleurs, que, dans la plupart des exemples que l'on cite habituellement à ce propos, on a recours à des influences qui ne sont pas aptes à exciter l'activité des nerfs afférents ; tant qu'il s'agit d'impressions externes, la conscience ne peut évidemment percevoir que des changements amenés par les nerfs périphériques; par conséquent, lorsque ces nerfs ne sont pas encore excités, ou ne le sont plus, ou ne peuvent pas l'être, la conscience ne perçoit rien du tout; Maudsley cite à l'appui de la thèse que *persister dans le même état de conscience, signifie être inconscient*, le fait que nous ne sentons pas la pression énorme, mais constante, de l'atmosphère sur la surface de notre corps ; mais comment pourrions-nous la sentir, puisque nos nerfs sont faits de manière à être inexcitables par elle ? Nous ne la sentons pas pour la même raison pour laquelle un aveugle ne voit pas les couleurs et un sourd n'entend pas les sons : nous n'avons pas d'organe pour la sentir.

Je crois qu'il faut choisir les exemples au sein de l'action réflexe intercentrale des couches corticales (c'est-à-dire de l'activité psychique dans le sens restreint du mot), car elle nous offre à chaque instant des faits empiriques qui démontrent que l'exercice et l'habitude réduisent une foule d'actes psychiques d'abord conscients à l'automatisme complet, *indépendamment de leur intensité et de leur persistance ;* ceci est admirablement exposé par H. Spencer dont je citerai le passage suivant (1) :

« Lorsque des changements, d'abord incohérents et volontaires se répètent souvent, ils deviennent cohérents et involontaires. Une série de changements psychiques qui était accompagnée de mémoire, de raison et de sentiment, cesse d'être consciente, rationnelle et émotionnelle, dès qu'elle est solidement organisée, grâce à de fréquentes répétitions ; elle cesse en même temps d'être volontaire. Mémoire, raison, sentiment et volonté disparaissent ensemble, au fur et à mesure que la reproduction habituelle de la même série de changements psychiques les rend automatiques.

(1) Herbert Spencer, *Principes de psychologie.*

« C'est ainsi que l'enfant qui apprend à marcher *veut* chaque mouvement avant de le faire, tandis que l'homme adulte, en marchant, ne pense pas à ses jambes, mais au but de sa course.

« C'est ainsi encore que ces reproductions de sons articulés que l'enfant et l'homme adulte exécutent, lorsque le premier apprend sa langue maternelle et le second une langue étrangère, sont volontaires; mais au bout de quelques années d'exercice, la conversation coule de source, sans que les accommodations musculaires qu'elle exige soient conscientes; les mouvements de l'appareil vocal suivent automatiquement la marche des idées.

« La même chose s'applique à l'écriture et à d'autres actions habituelles : toujours les différentes coordinations qui, au commencement, étaient conscientes et volontaires, deviennent tellement cohérentes et s'accomplissent si rapidement, qu'elles n'occupent plus dans la conscience un temps appréciable; dès lors, elles s'accomplissent inconsciemment et involontairement, sous l'impulsion d'un stimulus interne ou externe approprié. »

C'est, on le voit, grâce à la répétition constante,

que certains phénomènes psychiques passent plus ou moins de l'état volontaire à l'état automatique (1).

Malgré l'évidence de ces faits, démontrés par l'expérience quotidienne de chacun, Lewes ne veut pas en entendre parler; dans un remarquable ouvrage (2), il essaie d'établir que de même que les nerfs ont la propriété spéciale et caractéristique nommée *névrilité*, les centres nerveux ont eux aussi une propriété caractéristique et spéciale qu'il appelle *sensibilité.*

(1) « Ne voyons-nous pas, d'ailleurs, la liberté se détruire elle même en s'exerçant? Elle se *fixe* dans les habitudes, qui se transforment à la longue en instincts et en connexions réflexes. »

Et voilà qui est court, clair et parfaitement juste; mais M. Delbœuf (*l. c.*) ajoute:

« Mais l'acquisition des habitudes a pour résultat de laisser à la partie libre qui est en nous une plus grande liberté... »

J'avoue, encore une fois, que je ne comprends pas, surtout avec la définition que M. Delbœuf donne de la liberté (v. la note à la p. 156). Ne dit-on pas, en général, que les habitudes *asservissent,* et comment pourraient-elles affranchir? Elles permettent à l'activité cérébrale de s'exercer *ailleurs,* ainsi que nous l'exposerons plus loin; mais son exercice ne devient pas plus *libre* pour cela; il devient seulement *différent.*

(2) Lewes, *La Base physique de l'esprit.*

Il va sans dire que, loin de vouloir indiquer par ces deux mots d'imaginaires entités métaphysiques, il les propose simplement pour donner un nom à l'activité propre du tissu nerveux, pour éviter la continuelle répétition de cette phrase : « Le mouvement moléculaire particulier, éveillé par les impressions externes dans les fibres et dans les cellules nerveuses; » aussi s'efforce-t-il de donner aux deux mots en question un sens purement objectif; cela est facile pour la névrilité, mais fort difficile pour la sensibilité : une sensibilité objective est évidemment une chose contradictoire et impossible, puisque la sensibilité n'est et ne peut être autre chose que justement la *subjectivité* ou l'aspect subjectif du changement central, de la vibration nerveuse. Et en effet, malgré les efforts de l'auteur pour exclure la sensation ou le sentiment, — en un mot, la *conscience*, — de ce qu'il nomme « sensibilité », la subjectivité envahit malgré lui l'usage qu'il fait de cette parole et l'entraîne à attribuer la mémoire, le discernement, la raison et la volonté *à tout centre nerveux actif*, y compris la moelle épinière de grenouilles décapitées; les mouvements réflexes qu'on observe en elles, à la suite de stimulations périphériques, sont pour lui raisonnables et volontaires; or, un mouvement ne peut pas être raisonnable et volontaire à moins d'être senti subjectivement, et cela d'une manière définie.

Lewes critique violemment le passage de Spencer que je viens de citer; après avoir reconnu qu'on appelle *automatiques* seulement les changements psychiques ayant perdu les qualités particulières qui les rendaient conscients, rationnels et émotionnels, il réfute l'assertion d'après laquelle, à la suite de fréquentes répétitions, les actes *psychiques* deviennent *physiques*, et soutient que, tout en cessant d'être conscients, ils continuent néanmoins à être psychiques et se distinguent par là des actes physiques.

Sans doute si, à l'exemple de quelques spiritualistes, on ne concède le grade de « psychiques » qu'aux actes centraux conscients, on commet l'erreur de dépouiller dé leur psychicité les changements centraux inconscients; mais c'est ce que ne font pas ceux qui appellent « automatiques » les actes psychiques inconscients; pour eux il n'y a point de distinction essentielle entre les actes psychiques et les actes inconscients; pour eux il n'y a même point de distinction essentielle entre les actes psychiques et les actes physiques; en quoi les premiers diffèrent-ils en effet des derniers? Les uns et les autres sont-ils autre chose qu'une forme particulière de changements dynamo-matériels ayant un aspect subjectif pour chacun de nous uniquement parce qu'ils ont lieu en lui, et n'ayant absolument que l'aspect objectif tant qu'ils ont lieu dans un autre? Et qu'est-ce que la conscience, sinon précisément l'aspect subjectif de *certains* d'entre ces changements, dont l'aspect objectif est « purement physique » ? Lewes lui-même est obligé de dire que nous pouvons *indifféremment* appeler la sensation un « processus nerveux » ou « un processus mental », un mouvement moléculaire ou un état de conscience, *parce qu'elle est l'un et l'autre en même temps et parce qu'il s'agit des deux faces d'une seule et même réalité.*

Or, s'il en est ainsi, il ne peut y avoir de différence essentielle d'aucune espèce entre les changements psychiques et les changements physiques, et il faut renoncer à parler d'une telle différence; il le faut d'autant plus que sans cela on se rapproche fatalement du dualisme que l'on combat, et, au lieu de construire un pont entre l'obsolète spiritualisme et le matérialisme non moins obsolète, on élargit l'abîme qui les sépare et qui engloutit l'unité de l'être.

Il est vraiment étrange de voir ces deux puissants esprits, Lewes et Maudsley, tous les deux champions zélés du monisme, adopter par rapport à la conscience deux opinions extrêmes et se rapprocher ainsi tous les deux, par des voies différentes, de l'abîme que l'un et l'autre travaillent à combler : tandis que Lewes s'efforce de démontrer l'*omniprésence* de la conscience, non seulement dans les actes intellectuels, mais dans tous actes nerveux, sans exclure le réflexe spinal le plus direct et le plus automatique, Maudsley s'efforce de prouver l'*omniabsence* de la conscience, non seulement dans les actes nerveux d'ordre inférieur, spinaux et sensorio-moteurs, mais encore dans le réflexe cortical le plus indirect et le moins automatique, sans exclure l'activité intellectuelle. Dès le commen.

cement de son ouvrage, Maudsley avertit le lecteur que l'intelligence et la conscience sont deux choses bien distinctes, que la première peut se passer de la seconde, qu'un homme « ne serait pas une plus mauvaise machine intellectuelle sans la conscience qu'avec elle », et que « l'agent continuerait son activité malgré l'absence du témoin ». Est-ce que par aventure l'agent et le témoin seraient deux personnes indépendantes l'une de l'autre ? Et qu'est-ce que la conscience si l'activité psychique peut continuer aussi bien en son absence? Nous sommes de nouveau au bord de l'abîme : une conscience qui apparaît de temps en temps, irrégulièrement, arbitrairement, c'est-à-dire casuellement, au lieu d'apparaître dans des conditions déterminées, et par conséquent nécessairement, se détache de son substratum nerveux, abandonne celui-ci aux bras du matérialisme et se jette elle-même dans les bras du spiritualisme. Le pont s'écroule et l'unité de l'être avec lui.

Il est évident que si, d'une part, on admet que le réflexe spinal le plus élémentaire est un acte psychique conscient, et non un acte physique, et, d'autre part, que la méditation la plus élevée est un acte physique, dont la conscience est seulement un phénomène concomitant fréquent, mais nullement nécessaire, il est évident, dis-je, que de part et d'autre on sacrifie totalement la transition évolutive du simple au complexe, du moins parfait au plus parfait, et que, de part et d'autre, soit par l'extrémité effilée de la moelle épinière, soit par la voûte étendue des couches corticales, on introduit brusquement un élément nouveau, absolument différent, dont il est aussi impossible de comprendre la présence continuelle dans le premier cas, que la présence accidentelle dans le second.

A quoi cela tient-il?

Selon moi, à ce que Lewes et Maudsley ont chacun exagéré ce qu'il y a de vrai dans sa manière de voir et négligé ce qu'il y a de vrai dans l'autre point de vue; en conséquence de quoi, chacun d'eux, après s'être approché tout près de la vérité, s'en est de nouveau éloigné.

La vérité est, je crois, dans la synthèse des deux opinions rivales; elle nous enseigne, si je ne me trompe, que, quel que soit le centre actif, le conscient et l'inconscient *coexistent toujours et partout*, mais qu'ils *prédominent* tantôt l'un, tantôt l'autre, conformément à un ensemble de conditions, à une loi, que je vais maintenant tâcher d'élucider.

II

Loi physique de la conscience.

La physiologie générale démontre que le tissu nerveux, fibres et cellules, ne fait point exception à la loi biologique universelle, d'après laquelle, dans la vie, la période d'activité est la période de désorganisation, suivie nécessairement et pas à pas de réparation, — sans quoi la vie serait la mort. Mon point de départ était donc donné : les éléments nerveux se désintègrent en fonctionnant et se réintègrent immédiatement après : de sorte que tout acte nerveux a une phase désintégrative et une phase réintégrative. Cette dernière s'accomplit selon la modalité de la désintégration qui l'a précédée.

Il se présente dès lors une première question : à laquelle de ces deux phases est-ce que la conscience est liée?

Pour répondre à cette question, il n'y a point d'expérience possible; seule l'observation peut nous guider; mais elle nous guide sûrement et parle si clair qu'il n'y a pas à s'y tromper : l'intégration et la réintégration des centres nerveux sont absolument inconscientes. Nul n'a conscience du développement embryonnaire de son cerveau, ni de l'apparition ou de l'évolution de ses organes cérébraux, qui procèdent à son insu, comme sa croissance, comme la nutrition de ses muscles et de ses os. Une fois développés, les éléments centraux sont ébranlés par les impressions incidentes, que les conducteurs centripètes leur amènent; ils entrent en activité.

L'activité désintègre l'organe central et le fatigue; la fatigue est la mesure de la décomposition fonctionnelle; la fatigue du cerveau produit le sommeil; pendant le sommeil, il se repose, c'est-à-dire il se réintègre; la fraîcheur qui en résulte est la mesure de la réparation accomplie. Or, nous sommes conscients à l'état de veille, inconscients quand nous dormons profondément; voilà une première indication, très grossière, du lien qui unit la conscience à la désorganisation des éléments actifs. Je montrerai plus loin que cette intermittence subsiste dans chaque acte central pris isolément; le cerveau peut, en effet, être comparé à une salle fournie d'un nombre immense de becs de gaz, mais éclairée seulement par un nombre relativement petit et relativement constant de becs allumés, *qui ne sont pas toujours les mêmes;* au contraire, ils changent à chaque instant : à mesure que les uns s'éteignent d'autres s'allument; jamais ils ne sont tous allumés; de temps en temps ils sont tous éteints.

Ainsi, *la conscience est liée exclusivement à la phase désintégrative des actes nerveux centraux.*

Cela posé, vient la seconde question : est-ce que *toute* désintégration est consciente?

Évidemment non, puisque les actes automatiques sont subconscients ou inconscients, bien qu'ils soient, eux aussi, accompagnés de désorganisation; le gaz peut aussi brûler sans donner de lumière ou en ne donnant qu'une petite flamme bleuâtre presque invisible. Eh bien, l'observation démontre que si, d'une part, les actes qui fatiguent le plus, qui donnent la plus grande quantité de produits de décomposition, qui, en un mot, désintègrent le plus, sont les moins automatiques et les plus conscients, d'autre part, les actes qui fatiguent le moins, qui s'accomplissent avec le minimum de décomposition fonctionnelle, sont justement les moins conscients et les plus automatiques. Il paraît donc que la désintégration ne produit la conscience que lorsqu'elle a une certaine intensité.

Ici l'expérience devient possible, guidée et illuminée, bien entendu, par le contrôle indispensable de l'observation interne; c'est pour cela que la plupart de ces expériences doivent être faites sur l'homme et qu'on ne doit avoir recours aux animaux que dans le cas d'absolue nécessité. Je veux parler des expériences sur la durée des actes psychiques et sur la calorification centrale.

Tout acte central est nécessairement lié à la production d'une certaine quantité de chaleur; la chaleur produite est une des expressions de la désorganisation fonctionnelle. Malheureusement, les expériences qui se rapportent à ce sujet ne peuvent pas être faites sur l'homme avec la précision voulue, mais les admirables recherches de Schiff sur les animaux ont jeté une vive lumière sur les rapports de la thermogénèse cérébrale avec l'activité psychique.

Je rappellerai seulement ici que le dégagement de chaleur est d'autant plus considérable que l'impression reçue par l'animal est apte, pour une raison quelconque, à attirer son attention, c'est-à-dire à produire une *vive conscience* d'elle-même; si, au contraire, l'impression le laisse indifférent, c'est-à-dire si elle passe inaperçue ou à peu près et n'éveille que *peu ou point de conscience*, il ne se produit que fort peu de chaleur; c'est ainsi que l'influence de la même impression, répétée plusieurs fois, s'émousse rapidement, et l'on n'obtient bientôt que le minimum de calorification, dû au simple fait de la transmission nerveuse.

Ces faits indiquent clairement que les actes centraux, accompagnés de la conscience la plus vive, sont précisément ceux qui entraînent une décomposition plus étendue et une calorification plus grande, et que, par conséquent, *l'intensité de la conscience est en rapport direct avec l'intensité de la désintégration fonctionnelle.*

Maintenant qu'est-ce qui caractérise les actes

centraux accompagnés de la conscience la moins vive ou tout à fait inconscients? Nous l'avons déjà dit : c'est une décomposition et une calorification réduite au minimum : mais c'est encore, et surtout, une transmission relativement très rapide. En effet, tout acte nerveux central exige un certain temps pour s'accomplir; la répétition, l'exercice, l'habitude diminuent ce temps, le réduisant à la moitié, au tiers de ce qu'il est au commencement; il est à son maximum lorsque l'acte à accomplir est nouveau pour le sujet et éveille par conséquent une conscience très intense des sensations qui le provoquent, l'accompagnent et le suivent; il diminue au fur et à mesure que l'acte devient habituel et se rapproche par là de l'état automatique; il est à son minimum lorsque l'acte est devenu tout à fait automatique et s'accomplit inconsciemment.

Ici je puis ajouter, comme une goutte à l'océan, quelques expériences qui me sont propres.

Je voulais constater sur l'homme que les réactions automatiques inconscientes sont réellement et de beaucoup plus rapides que les réactions conscientes volontaires les plus simples;

c'est un fait d'expériences quotidiennes; mais il était bon de constater la vitesse relative des deux espèces de réactions. J'ai longtemps cherché la méthode, car il n'est pas facile d'avoir des réactions automatiques enregistrables chez l'homme; enfin l'idée me vint d'utiliser dans ce but *les cors aux pieds*. Le sujet devait retirer *la main et le pied* avec la ferme intention de les retirer *simultanément*, à l'instant même où il percevait la sensation tactile que je produisais en touchant légèrement son cou de pied, après avoir bien établi que, sauf les premiers essais, toujours incertains, l'individu retire régulièrement *la main un peu avant le pied*, je frappais, sans l'avertir, un petit coup sec sur un cor douloureux : le pied se retirait alors *avant la main*, à tel point que souvent l'individu pouvait lui-même constater que, au moment où il retirait volontairement et consciemment la main, son pied s'était déjà « *depuis longtemps retiré tout seul* », c'est-à-dire involontairement et inconsciemment.

Ainsi, puisque les actes automatiques sont caractérisés par le peu de désorganisation et de calorification qui les accompagne et surtout par la rapidité de leur accomplissement, il s'ensuit que *l'intensité de la conscience est en rapport inverse avec la facilité et la rapidité de la transmission centrale.*

Les trois résultats partiels que nous avons obtenus directement de l'observation et de l'expérience, réunis ensemble, constituent ce que j'ai appelé *la loi physique de la conscience;* elle peut être formulée de la manière suivante : *La conscience est liée exclusivement à la désintégration fonctionnelle des éléments nerveux centraux; son intensité est en proportion directe de cette désintégration, et, simultanément, en proportion inverse de la facilité avec laquelle chacun de ces éléments transmet à d'autres la désintégration qui s'empare de lui et avec laquelle il rentre dans la phase de réintégration* (1).

(1) J'ai publié un premier article sur cette question en janvier 1879; M. Vacherot, président de l'Institut (Rapport sur la *Psychologie allemande contemporaine* de M. Ribot), fait à ma théorie une allusion très favorable, — mais il ajoute que malheureusement elle ne s'applique qu'à l'homme *normal* (*Séances et travaux de l'Académie des Sciences morales et politiques,* août-septembre 79, p. 373). Mon ami G. Buccola, le jeune psycho-physiologiste italien, qu'une mort prématurée a enlevé à son pays et à la science, a relevé cette singulière affirmation de M. Vacherot; il trouve

III

Application aux centres corticaux, sensorio-moteurs et spinaux.

Voyons, à présent, comment cette loi s'applique au fonctionnement des différents centres nerveux.

Dans la journée, à l'état de veille, nous sommes continuellement exposés à toutes les impressions que notre constitution nous permet de recevoir du monde extérieur et des différentes parties de notre organisme. Ces impressions mettent en émoi tantôt l'une, tantôt l'autre région de nos centres nerveux, c'est-à-dire y provoquent une désintégration, fluctuante quant aux éléments intéressés, mais en elle-même continue, et qui l'emporte de beaucoup sur la réintégration;

qu'elle est une « hérésie scientifique », car les processus pathologiques n'étant pas autre chose que des déviations en plus ou en moins des processus physiologiques, sans aucune limite perceptible entre les uns et les autres, — une théorie qui est vraie pour les premiers l'est également pour les derniers, et vice versa; il montre ensuite que l'observation psychiatrique vient pleinement à l'appui de ma théorie. (*Rassegna settimanale*, 1880).

aussi sommes-nous continuellement conscients tantôt d'une chose, tantôt d'une autre. Toutes les excitations qui ne se transmettent pas trop rapidement, automatiquement, d'un élément à l'autre, ou qui rencontrent dans les éléments qu'elles envahissent une résistance suffisante pour ne pas leur permettre de passer outre sans s'arrêter, toutes celles enfin qui ont une énergie suffisante pour ne pas s'épuiser au seuil de l'élément central, pour en forcer l'entrée et pour mettre en branle son intérieur, éveillent chacune son *quantum* de conscience, qui va se fondre avec celle des autres éléments simultanément désintégrés, former la *panesthésie* ou conscience totale de l'individu à ce moment-là, quel que soit d'ailleurs le contenu de cette conscience, qu'elle soit personnelle ou impersonnelle (1).

Le soir, lorsque l'usure du système nerveux a atteint certaines limites, nous sommes en proie

(1) Je propose ce nom de *panesthésie* pour exprimer *la totalité de ce qu'un individu sent à un moment donné :* on désigne souvent la même chose par le mot de *cœnesthésie;* mais il me paraît étymologiquement moins adapté parce que toute la conscience peut être occupée par une seule sensation, et psychologiquement parce que souvent on l'emploie pour indiquer l'ensemble des sensations viscérales ou organiques.

à un sentiment de fatigue, au besoin de dormir; les sens s'émoussent, les impressions externes ne suffisent plus pour ébranler les centres nerveux qui ont besoin d'être draînés et irrigués; les flammes cérébrales s'éteignent l'une après l'autre, et nous nous endormons.

Or, pendant le sommeil, pendant cette périodique prépondérance de la réintégration sur la désintégration, nous sommes inconscients.

Et les rêves? dira-t-on. Mais que sont les rêves, sinon des irruptions sporadiques d'activité désintégrante dans les périodes de travail réintégrant? Soit, en effet, qu'une région du cerveau, ayant travaillé *moins* que les autres, entre en vibration pour son propre compte, à la suite d'impressions trop faibles pour faire vibrer les régions fatiguées, et produise les états de conscience correspondants, soit qu'une région du cerveau, ayant travaillé *plus* que les autres, continue à être le siège d'une vibration incomplètement apaisée, et éveille des échos plus ou moins clairs des représentations correspondantes, soit enfin que ces deux procédés se combinent entre eux, et se mêlent aux représentations évoquées par l'état des viscères, pour fournir les associations variées, étranges et absurdes qui constituent la trame des rêves, — toujours est-il que nous ne sommes conscients que de la désintégration cérébro-psychique et nullement de la réintégration.

Au lieu de l'intermittence totale de la conscience, due au sommeil profond, examinons ses intermittences partielles à l'état de veille.

Vous lisez un chapitre qui vous intéresse, ou bien vous assistez à une leçon importante, ou bien encore vous réfléchissez en silence à un problème qui vous préoccupe : certaines régions de vos centres nerveux subissent une désintégration profonde et étendue, causée par les impressions multiples qui les frappent et par les innombrables sensations réflexes qu'elles éveillent : vous êtes vivement conscient de ce qui se passe en vous.

Mais, au bout de quelque temps, cette occupation vous fatigue; vous la suspendez pour aller prendre un repas ou pour faire une promenade; ou bien, pour une raison quelconque, peut-être inaperçue, votre activité psychique se porte sur d'autres régions du cerveau et laisse le champ libre à la réintégration des parties qui viennent de travailler; immédiatement vous perdez toute conscience de l'activité précédente, pour n'être conscient que de l'activité actuelle. En attendant, la réintégration s'accomplit, vous êtes reposé, vous revenez à votre occupation première et, dès que les vibrations fonctionnelles s'emparent de nouveau des parties réintégrées, le contenu de votre conscience redevient ce qu'il était tout à l'heure, — mais avec une modification : vous *reconnaissez* maintenant, ce que vous avez *connu* tout à l'heure : vous trouvez le chaos d'impressions, reçues alors, dûment associé en un tout harmonique ; c'est que la réintégration a eu lieu selon la modalité de la désintégration qui l'a précédée; vous êtes en possession d'une synthèse, d'une conclusion nouvelle, d'une idée qui ne voulait pas venir et qui, à présent, vient toute seule ; vous avez appris quelque chose, vous avez acquis une faculté nouvelle ; et tout cela sans la moindre conscience de la réintégration à laquelle vous devez ce progrès.

Renfermons-nous dans des limites encore plus étroites.

Au moment même où vous lisez un chapitre,

vous n'avez conscience, à chaque instant, pris isolément, que de la phrase que vous êtes *en train* de lire et point de celle que vous *venez* de lire ; c'est que cette dernière a déjà passé de la phase désintégrative à la phase réintégrative ; et si, à la fin du chapitre, vous en possédez le contenu dûment coordonné, c'est grâce à la réintégration inconsciente de la série de désintégrations conscientes qui se sont suivies. La même chose peut se dire de chaque mot qui entre dans la composition d'une phrase ; cela est évident chez les personnes peu familières avec le sujet de leur lecture ou avec la langue dans laquelle elles lisent ; la même chose peut se dire encore de chaque lettre qui entre dans la composition d'un mot : cela est évident chez les individus qui sont en train d'apprendre à lire.

Si nous remontons cette échelle en sens inverse, nous voyons que, tandis que l'impression de chaque lettre produit, *chez celui qui apprend à lire*, une désintégration consciente, quelque passagère qu'elle soit, il cesse d'en être conscient au moment où la réintégration prend le dessus ; la conscience passe alors au mot considéré comme un tout et pris comme signe ou symbole d'un groupe d'associations. Chez celui qui sait lire couramment, ce n'est plus *chaque lettre*, mais *chaque mot* qui produit une désintégration consciente, immédiatement remplacée par celle du mot suivant; avec un peu plus d'habitude, il n'a plus conscience de la désintégration partielle produite par chaque mot, car elle passe trop vite et trop facilement à la phase réintégrative; la conscience des mots se fond en un ensemble, d'où résulte l'intelligence du sens de la *phrase*, prise comme un tout et considérée comme l'expression d'une série d'associations plus complexes.

Enfin chez celui qui non seulement sait très bien lire et connaît très bien la langue dans laquelle il lit, mais qui est familier avec le sujet de sa lecture, la même chose arrive par rapport aux phrases entières; à force d'exercice et d'habitude, la désintégration consciente produite par chacune d'elles passe si rapidement et si facilement à la phase de réintégration qu'il n'en a pas conscience; mais il a conscience de la désintégration extrêmement complexe, que l'impression des phrases successives communique, avec une vitesse extrême, à d'autres éléments nerveux, conformément aux lois de l'association des idées : tout en lisant, il réfléchit au sens de ce qu'il lit, c'est-à-dire que sa conscience se manifeste tour à tour dans les éléments ou groupes d'éléments nerveux que la marche des associations met en branle, et s'éteint au fur et à mesure dans ceux qui ont transmis à leurs voisins la phase désintégrative pour passer eux-mêmes à la phase réintégrative de leur activité.

A chaque instant de notre vie, chacun des inombrables éléments nerveux qui sont appelés à agir oscille sans cesse entre la désintégration et la réintégration, entre la conscience et l'inconscience. La panesthésie, personnelle ou impersonnelle, que nous avons à un moment donné, est la résultante ou plutôt la somme algébrique des phases désintégratives conscientes de toutes ces activités partielles. La conscience (c'est toujours de la conscience *en général* qu'il s'agit ici, et non de la conscience du *moi)* est continue, grâce en partie à la continuité du processus de désintégration fonctionnelle et à ce que les états de conscience, tout en passant d'un groupe d'éléments centraux à un autre, sont toujours reliés entre eux par telle ou telle autre forme d'association, et sont, à ce point de vue, réellement la continuation les uns des autres ; et en partie, grâce à la reviviscence d'états de conscience passés, consolidés ou rendus latents par la réintégration, et dégagés de nouveau, dès qu'une onde désintégrative vient les tirer de leur repos. Ce sont ces nombreuses vibrations et *revibrations* isolées, qui se fondent en cet accord unifiant, que nous appelons notre panesthésie, et que nous possédons sans interruption tant que nous veillons ; il n'y a dans cette conscience totale de solution de continuité que lorsqu'il y a arrêt dans la désintégration névro-psychique : durant le sommeil profond, durant la syncope et durant la léthargie.

Il me paraît suffisamment clair que la loi que je propose s'applique parfaitement à l'activité psychique des centres corticaux.

Je dois maintenant montrer qu'elle s'applique également bien aux centres subalternes, sensorio-moteurs et spinaux.

Mais, avant d'aborder ce sujet, je tiens à me prémunir contre le reproche de déroger ici aux règles de la méthode inductive, en concluant du complexe au simple, c'est-à-dire, dans notre cas, en appliquant aux centres subalternes une conclusion tirée de l'observation des centres supérieurs, au lieu de procéder à rebours. Je suis forcé de procéder ainsi, par la nature même du problème, sous peine de renoncer à le traiter: comme c'est de la *subjectivité* des phénomènes centraux qu'il s'agit, il est impossible d'en chercher les conditions là où nous n'avons aucun moyen direct d'en constater la présence ou l'absence; or, par rapport aux centres subalternes, nous sommes réduits exclusivement à l'observation *objective*, qui ne peut en aucune façon nous renseigner sur la subjectivité des changements qui se passent en eux; aussi tout ce que nous pouvons conjecturer quant à la conscience ou à l'inconscience des réactions motrices fournies par les centres subalternes, les seules qui nous soient accessibles, ne prend un certain degré de probabilité que lorsque nous étudions ces réactions avec l'aide de ce que l'observation sujective nous enseigne relativement à la conscience ou à l'inconscience des centres corticaux.

C'est pour n'avoir pas suivi cette voie que les

savants se trouvent en désaccord complet sur la présence ou l'absence de la subjectivité dans les centres sensorio-moteurs et surtout dans la moelle épinière.

Commençons par celle-ci.

Tandis que les uns adoptent la doctrine de Marshall-Hall, d'après laquelle l'activité de la moelle épinière est *essentiellement différente* de celle du cerveau, absolument inconsciente et purement mécanique, les autres, et notamment Maudsley et Lewes, soutiennent au contraire que l'activité de tous les centres nerveux est *essentiellement identique;* mais, nous le savons, avec cette différence radicale, que d'après Maudsley la conscience est dans tous les cas un phénomène *accessoire, généralement absent,* tandis que d'après Lewes elle est, dans tous les cas, un phénomène *nécessaire, généralement présent.*

Voici les faits en discussion :

Si, à une grenouille décapitée, on met une goutte d'acide sur la peau de la région lombaire, on voit immédiatement la patte du côté correspondant se mettre en mouvement et venir frotter et gratter le point irrité par l'acide; si on répète l'expérience après avoir amputé la patte, l'application de l'acide met la grenouille dans une agitation évidente, elle fait des tentatives inutiles avec le moignon amputé, hésite, s'arrête, semble réfléchir et finit par se servir de l'autre patte pour essuyer l'acide.

Pfluger fut tellement frappé de ce phénomène qu'il attribua aux réflexes médullaires non seulement la conscience, mais encore l'intelligence et la volonté ; ces idées furent adoptées par Auerbach en Allemagne, et par Lewes en Angleterre. Mais, dès 1858, Schiff se prononça contre cette interprétation ; il eut le mérite de reconnaître, d'une part, que les faits observés sur l'homme à la suite des lésions traumatiques de la moelle *ne permettent pas de conclure à l'inconscience de la moëlle épinière*, car, dans ce cas, la communication nerveuse entre la moelle et le cerveau étant interrompue, ce dernier ne peut en aucune façon percevoir ce qui se passe dans la moelle ; c'est exactement comme si ces deux organes appartenaient à deux individus ; le cerveau de Paul ne sait pas ce qui se passe dans la moelle de Pierre ; et, d'autre part, que les réactions visibles étant le seul signe objectif qui nous revèle la présence d'une sensation consciente dans un organisme quelconque, hormis le nôtre, nous n'avons aucun droit de refuser à la moelle épinière toute trace de conscience; mais, quel que soit le degré de conscience qu'elle possède, nous pouvons en vertu du raisonnement suivant refuser aux réactions spinales la qualité d'*intentionnelles ou volontaires;* en effet, nous appelons ainsi les mouvements dont nous avons *une représentation anticipée*, dont nous prévoyons la forme, l'énergie, la marche et l'effet; mais la moelle épinière d'un animal décapité *ne peut pas* avoir ces réprésentations puisque la destruction de tout centre sensoriel entraîne l'abolition des représentations correspondantes et que la décapitation est la destruction simultanée de tous ces centres; la moelle est donc privée des matériaux psychiques qui, combinés en un tout, confèrent à un mouvement donné le caractère particulier que nous indiquons par le mot « volontaire ». Tant il est vrai que nous n'appelons plus ainsi un mouvement qui, malgré l'intégrité des centres nerveux, s'accomplit en l'absence de tout cet ensemble de représentations, sans prévision et sans conscience : nous l'appelons *automatique*. Je dirai plus : les exemples de mouvements inconscient *accomplis par nous-mêmes* me paraissent être les seuls valables pour soutenir la possibilité d'une réaction nerveuse inconsciente quelconque.

Ce raisonnement s'applique parfaitement aux centres sensorio-moteurs ; ils sont accessibles à toute la multiplicité des impressions que l'organisme peut recevoir du monde externe par les organes des sens et réagissent par conséquent par des séries ou par des groupes de mouvements aux séries et aux groupes d'impressions qui les frappent. Ainsi, par exemple, un pigeon privé des hémisphères se tient debout par terre ou perché sur un bâton, se maintient en équilibre si on tourne le bâton sur son axe, se relève si on le couche sur le dos, vole si on le jette en l'air et ne *retombe* pas après avoir volé, mais *se pose* sur un objet quelconque, et ainsi de suite ; dans quelques cas favorables il finit même par apprendre à manger tout seul ; il continue alors à vivre et se comporte à peu près comme un pigeon normal, avec cette différence qu'il se montre plus apathique, qu'il manifeste moins d'initiative, qu'il semble « manquer de spontanéité », comme dirait A. Bain.

Vu l'analogie entre les actes idéo-moteurs et les actes sensorio-moteurs, beaucoup plus grande qu'entre les premiers et les réactions spinales, nous pouvons donc conclure *a fortiori* que l'opinion, selon laquelle l'activité de ces centres serait inconsciente, est insoutenable.

Or, quel est le degré de conscience que nous pouvons attribuer à la moelle épinière et aux ganglions sensorio-moteurs? Par *degré*, j'entends simultanément la quantité et la qualité de la conscience, c'est-à-dire son intensité et la dignité psychique de son contenu.

Le hasard m'a fourni à ce sujet des informations que je crois importantes :

Pendant une certaine époque de ma vie, j'ai souffert de fréquentes syncopes et j'ai eu l'occasion d'observer sur moi-même la phénoménologie psychique du retour à la conscience après l'évanouissement.

Pendant la syncope, c'est le néant psychique absolu, l'absence totale de toute conscience; puis, on commence à avoir un sentiment vague, illimité, infini, un sentiment d'existence en *gé-*

néral, sans aucune délimitation de sa propre individualité, sans la moindre trace d'une distinction quelconque entre le moi et le non-moi; on est alors « une partie organique de la nature » ayant conscience du fait de son existence, mais n'en ayant aucune du fait de son unité organique; on a, en deux mots, *une conscience impersonnelle.* Ce sentiment peut être agréable si la syncope n'est pas due à une violente douleur, et très désagréable si elle l'est; c'est la seule distinction possible : on se sent vivre et jouir ou vivre et souffrir, sans savoir pourquoi on jouit ou on souffre et sans savoir ce qui est le siège de ce sentiment. Un grand nombre de faits rendent probable que, dans cette phase du réveil, les extrémités peuvent déjà exécuter des réflexes spinaux en réponse à des irritations tactiles ou douloureuses; mais les centres céphaliques sont certainement encore incapables d'entrer en activité.

A la suite de cette première observation, je crois que la moelle épinière, subitement séparée des centres céphaliques par la décapitation, se trouve réduite à cette forme élémentaire de sensation, sans aucun discernement, sans localisation, sans connaissance des différentes parties du moi, ni de ce moi lui-même, et accompagnée seulement d'une conscience vague, diffuse, impersonnelle.

Telle est aussi, sans doute, la seule forme de conscience que nous puissions admettre chez les êtres infimes qui manquent d'organes spéciaux; c'est en outre la seule que les savants attribuent de commun accord au nouveau-né, avant qu'il ait eu le temps de connaître, grâce à l'éducation des sens et à l'association des impressions, la topographie de la surface de son corps et d'apprendre à en distinguer les différentes parties les unes des autres et des objets qui ne lui appartiennent pas.

Je crois, par conséquent, que la moelle épinière d'un animal décapité réagirait à une impression quelconque *indifféremment* par un mouvement quelconque, peut-être par une série de contractions désordonnées de tous les muscles (comme elle le fait très souvent chez le noug veau-né), si elle ne contenait pas un grand nombre de communications directes des nerfs afférents avec les nerfs efférents, communications développées antérieurement pendant l'évolution séculaire des êtres vivants et devenues héréditaires, ou bien acquises par l'individu lui-même, — mais en tout cas *préformées*, c'est-à-dire prêtes à réagir immédiatement d'une manière déterminée à une irritation déterminée.

Je crois enfin que dans les cas relativement simples, ceux dans lesquels la moelle donne une réaction immédiate et restreinte, à un stimulus particulier, en vertu d'un mécanisme préformé, la conscience spinale est réduite au minimum d'intensité ou à zéro; car alors la transmission du stimulus s'accomplit avec le maximum de rapidité et de facilité par des voies nerveuses parfaitement aplanies; au contraire, dans les cas relativement compliqués, comme celui de la grenouille décapitée, à laquelle on ampute une jambe pour l'obliger à exécuter des réactions moins automatiques, ou comme celui des tritons de Flourens, dont les extrémités postérieures, après une section totale de la moelle, *apprenaient* peu à peu à coordonner leurs réactions irrégulières avec les mouvements de la locomotion, dans ces cas, dis-je, la conscience spinale atteint son maximum d'intensité; parce que, dans ces cas, les éléments centraux offrent une résistance considérable au stimulus qui, ne trouvant point de débouchés tout prêts, s'irradie et produit une désintégration étendue, profonde et durable, jusqu'au moment où il réussit à se frayer des voies nouvelles, dûment adaptées aux circonstances insolites; ces voies une fois suffisamment aplanies, tout l'acte s'accomplira plus vite, plus facilement, plus automatiquement, moins consciemment.

Mais il ne faut pas oublier que nous avons toujours parlé d'animaux décapités; chez l'animal normal il n'en est pas exactement ainsi : si une excitation qui frappe la moelle épinière n'est pas immédiatement et *tout entière* transmise et déchargée sous forme de réaction automatique, rien ne l'oblige de s'arrêter dans la moelle et d'y travailler au défrichement de nouveaux territoires centraux; au contraire : elle file alors directement sur les centres encéphaliques; il s'ensuit que chez l'animal intact la conscience spinale ne sera jamais appelée à se manifester, sauf quelques cas exceptionnels, comme celui des animaux qui manquent de centres encéphaliques, *l'amphioxus*, par exemple; il est évident que chez de tels animaux la moelle doit accomplir toutes les fonctions dévolues aux centres nerveux ; mais, pendant le cours de l'évolution des êtres vivants, la partie antérieure de la moelle prend un développement extraordinaire et devient l'encéphale; les attributions centrales suivent la même marche ; elles abandonnent peu à peu les centres spinaux qui deviennent de plus en plus subalternes et finissent par n'être plus que des organes de transmission et de quelques actes réflexes définitivement organisés; les attributions centrales deviennent peu à peu le privilège de plus en plus exclusif des nouveaux organes encéphaliques qui seuls offrent une complexité et une spécialisation de structure aptes à correspondre aux besoins de plus en plus variés d'un organisme de plus en plus compliqué. Il s'ensuit que la conscience spinale doit être plus intense chez les vertébrés inférieurs et moins intense chez les supérieurs; elle doit être à son maximum chez l'amphioxus et à son minimum chez l'homme (1).

(1) Un intéressant travail, présenté par M. Steiner, de Heidelberg, à l'Académie des Sciences de Berlin, le 7 janvier 1887, sur le rôle des hémisphères cérébraux chez les poissons, conduit l'auteur, qui avait déjà publié un travail analogue se rapportant aux batraciens, à conclure :

Passons maintenant aux centres sensorio-moteurs de la base du cerveau.

J'ai déjà dit que l'observation des animaux privés de lobes cérébraux nous conduit dans la plupart des cas à la conclusion que les mouvements qu'ils exécutent en apparence sans intelligence et sans volonté, ne sont pourtant pas inconscients; au contraire, l'analogie, et surtout les arguments que nous avons cités à l'appui de la conscience spinale, nous obligent à les considérer comme des réactions habituellement conscientes.

Maudsley lui-même, si porté à nier la cons-

1° Que, chez les poissons, les mouvements volontaires et la faculté de s'alimenter spontanément (prouvant l'existence des sensations directes et réflexes) *persistent* après l'ablation des hémisphères;

2° Que, chez les batraciens, ces fonctions sont liées aux hémisphères, sauf la *vision*, qui se maintient après leur ablation;

3° Que, chez les oiseaux, la vision est liée aux hémisphères, mais non la sensibilité cutanée;

4° Que chez les mammifères, enfin, même la sensibilité cutanée réside dans les hémisphères.

L'auteur dégage de ces quatre conclusions partielles la conclusion générale suivante :

« Dans la série des vertébrés, les fonctions du cerveau moyen émigrent peu à peu dans les hémisphères qui se développent, — ou bien l'évolution des hémisphères repose sur une accumulation successive de fonctions qui appartenaient d'abord au cerveau moyen. »

cience partout où il est possible de la nier, et si disposé à considérer les animaux comme des machines inconscientes, est forcé de reconnaître, malgré quelques contradictions, sur lesquelles je reviendrai plus loin, que, pour le moins chez les vertébrés supérieurs, les centres sensorio-moteurs jouissent d'un certain degré de conscience; « ils sont, dit-il, des organes d'une dignité presque égale à celle des centres corticaux et sont indispensables pour le développement de la fonction de ces derniers, avec lesquels ils se trouvent dans des rapports fonctionnels tellement intimes qu'une séparation entre les uns et les autres doit apparaître comme une pure abstraction ; il se peut, par conséquent, que les centres sensoriels possèdent jusqu'à un certain point la propriété qui n'arrive à son plein développement que dans les centres supérieurs. » Pour la même raison il leur accorde, quoique mal volontiers, ce qu'il appelle « *une espèce de perception sensorielle* » qui serait le germe ou le rudiment de la perception intellectuelle, privilège exclusif des centres corticaux.

Ce n'est donc plus le *fait de la conscience* qui est mis en doute ici, il s'agit d'une distinction bien plus subtile, se rapportant à la *qualité du contenu* de la conscience; voyons si l'étude de la marche ultérieure du réveil, après une syncope, nous permettra de déterminer cette qualité.

Au milieu du chaos de la première phase qui est caractérisée, comme on se rappelle, par une conscience confuse, impersonnelle, sans aucune trace de localisation, sans aucun discernement de sensations définies, se dessinent peu à peu des différences vagues et obscures ; on commence à voir et à entendre; mais ce qu'il y a de fort curieux, c'est que les sons et les couleurs semblent naître dans l'intérieur même du sujet, sans qu'il ait la moindre idée de leur origine externe ; de plus, il n'y a aucun lien entre les différents sons et les différentes couleurs, chacune de ces sensations est sentie isolément ; il en résulte une confusion inexprimable, accompagnée d'une véritable stupéfaction de l'individu ; à ce moment les centres sensoriels sont redevenus sensibles, mais ils le sont seulement aux impressions qui proviennent *directement de l'extérieur*, chacun pour son propre compte ; l'action réflexe intercentrale n'est pas encore rétablie, les différentes sensations ne se combinent pas entre elles ; il s'ensuit ce manque total de localisation, de distinction du moi d'avec le non-moi et de projection au dehors de l'origine des impressions ; on a des sensations *stupides*, si je puis m'exprimer ainsi ; c'est-à-dire des sensations qui, justement parce qu'elles restent isolées, ne peuvent pas être *connues*, mais seulement *senties* (1).

(1) « L'école anglaise a eu tort de prétendre que c'est la *différence même* qui constitue la conscience ; mais elle n'a pas eu tort de croire que la différence est nécessaire à la conscience *distincte et réfléchie*... (à la connaissance, à la compréhension). Il n'est pas exact qu'un son uniforme entendu par nous depuis le premier instant de notre vie jusqu'au dernier, ne serait nullement *senti* et ne produirait pas son effet dans notre conscience générale, dans notre « cœnesthésie » ; seulement il ne serait pas *distingué*, perçu à part, pensé et connu. Une céphalalgie continue et uniforme ne reviendrait pas au même que l'absence de douleur ; il n'y aurait pas besoin de la *comparer* pour la *sentir*, mais seulement pour la *penser*. (A. Fouillée, *Revue philosophique*, juill. 83.)
On verra bientôt combien cela est vrai. Herbert Spencer lui-même, qui avait dit « qu'une conscience uniforme est une absence totale de conscience », a dû se rendre à la suite d'une importante observation sur la conscience sous l'influence du chloroforme, qui lui a été fournie par un correspondant sûr et compétent. (*Revue philosophique*, octobre 78.)
Ajoutons que ce qui manque dans ces cas, c'est l'action réflexe intercentrale, la *sensation reflexe :* la distinction, le classement, la connaissance, bref, la *psychicité* ne commence qu'avec elle ; sans elle il ne peut y avoir que sensation élémentaire.

Vient ensuite le rétablissement des réflexes intercentraux : leur fonctionnement se fond en ce qu'on nomme le *sensorium commune;* les différentes sensations commencent à influer les unes sur les autres et, partant, à se déterminer, à se définir, à se localiser réciproquement, et il en résulte l'apparition nette de la conscience *de l'unité du moi;* mais cette conscience n'est, elle aussi, au premier moment, qu'un sentiment inintelligent qui exprime seulement le fait de l'unité organique du sujet et d'où une notion claire des rapports de celui-ci avec ce qui l'entoure est encore tout à fait absente. Dans cette phase du réveil, je sentais clairement *que j'étais moi* et que mes sensations auditives et visives provenaient d'objets qui ne faisaient pas partie de moi ; mais je ne comprenais nullement ce qui arrivait, ni ce qui s'était passé : pourquoi je me trouvais là, étendu par terre ou sur un sofa, ni pourquoi les personnes présentes m'entouraient avec empressement, me déboutonnaient le col de la chemise, me jetaient de l'eau fraîche au visage ; c'est que ce sont là des perceptions complexes d'un ordre plus élevé, de vraies percepio s intellectuelles qui résultent du travail synergique des centres corticaux; elles ne peuvent donc réapparaître qu'avec le rétablissement complet de ces centres, qui sont les premiers à souffrir et les derniers à reprendre leur intégrité fonctionnelle; aussi, à un moment donné, au bout d'un laps de temps variable mais toujours appréciable, rempli par l'étrange stupeur que j'ai décrite, la nutrition des centres corticaux ayant repris son cours normal, ceux-ci se rétablissent tout à coup; au même moment l'esprit est traversé par la pensée suivante, comme par un éclair : « Ah, c'est de nouveau un évanouissement ! » A partir de ce moment, l'intelligence est complètement rétablie, elle saisit les rapports compliqués de la situation et reprend la direction qu'une insuffisance momentanée de la nutrition du cerveau lui avait enlevée.

Or, que pouvons-nous déduire de ces observations ?

En premier lieu il paraît évident que les centres sensoriels, pris isolément, peuvent être conscients chacun de son genre particulier de sensations, mais seulement, comme je l'ai dit, d'une manière stupide, c'est-à-dire sans combinaisons ou interférences entre les différentes sensations, par conséquent, sans leur localisation, par conséquent encore, sans projection de leur origine en dehors du moi, par conséquent enfin sans distinction entre le moi et le non-moi.

En second lieu que les centres sensoriels, réunis en *sensorium commune* — (sinon anatomiquement, du moins fonctionnellement, comme mécanisme de l'action réflexe intercentrale, de la synthèse des différentes sensations spécifiques d'origine externe, ainsi que de l'évocation interne de sensations réflexes se produisant les unes les autres) — peuvent être conscients d'une manière élémentairement rationnelle; non seulement ils peuvent *sentir*, mais ils peuvent *savoir* que ce qui sent n'est pas ce qui produit la sensation, ils peuvent par conséquent avoir la conscience individuelle sous sa forme la plus élémentaire, en tant que sentiment de l'unité du moi, mais ne peuvent pas se former une notion des rapports de ce moi avec ce qui l'entoure, ni comprendre les circonstances au milieu desquelles il se trouve.

On voit dans tout cela une grande analogie

avec ce qui se passe dans la moelle épinière d'un animal décapité :

Très probablement chez un animal privé seulement des *hémisphères cérébraux*, les centres sensorio-moteurs ne pourront d'abord accomplir que certains actes qui, quelque complexes qu'ils nous semblent, sont dus à un mécanisme préformé héréditaire ou acquis; leurs réactions seront par conséquent dans la grande majorité des cas automatiques, peu ou point conscientes ; mais de même que la moelle épinière, dans certains cas favorables, par exemple chez les salamandres de Flourens, peut apprendre à exécuter des réactions qui, au commencement, lui étaient impossibles, de même les centres sensorio-moteurs apprennent dans certains cas (à dire vrai assez rares), par exemple chez les pigeons privés des hémisphères, à exécuter tous les mouvements coordonnés nécessaires pour le maintien de la vie de l'individu ; et il n'est pas douteux que pendant la période d'apprentissage leur conscience doit être portée au maximum d'intensité dont elle est capable, pour diminuer ensuite au fur et à mesure que les nouvelles associations, à force de répétitions et d'exercices, aplanissent les voies nerveuses et rendent la transmission intercentrale rapide et facile.

Pour peu qu'on y réfléchisse, on verra que je ne fais pas ici un usage impropre du mot *apprendre;* il suffit en effet de se rappeler l'analogie parfaite qu'il y a entre la genèse d'une association motrice et celle d'une association d'idées; dans les deux cas il s'agit de réflexes intercentraux en train de s'organiser; une fois organisés, ils constituent une faculté; celle-ci, à force d'habitude, peut arriver à fonctionner inconsciemment; le processus est identique dans les deux cas.

Maudsley a bien raison d'insister sur cette analogie; il fait le parallèle suivant entre l'acquisition d'une série ou d'un groupe de mouvements coordonnés et l'acquisition d'une série ou d'un groupe de sensations réflexes corticales, c'est-à-dire d'idées : les idées, comme les mouvements coordonnés, sont le résultat « constitutionnel » du milieu, de l'exercice, de l'éducation; les idées d'un enfant sont, comme ses mouvements, instantanées, indécises, passagères, désordonnées; les idées, comme les mouvements, se combinent en groupes ou en séries d'autant plus indissolubles, qu'ils sont plus souvent mis en jeu ; une fois combinées, elles ne se produisent les unes séparément des autres, qu'avec difficulté et deviennent même généralement tout à fait inséparables; les idées, comme les mouvements, deviennent par l'exercice de plus en plus faciles à évoquer et finissent par apparaître inconsciemment; enfin les idées, en se répétant plusieurs fois de suite, fatiguent les organes impliqués dans leur production, exactement comme des mouvements trop prolongés fatiguent les muscles.

Les centres sensorio-moteurs étant capables de perfectionner leurs réactions motrices doivent être capables de perfectionner aussi leur intelligence rudimentaire; mais il est probable que, de même que pour la moelle épinière, cette intelligence, ainsi que la conscience même du *sensorium commune*, n'est que très rarement appelée à agir chez l'animal normal, puisque, toutes les fois que toute l'énergie d'un stimulus quelconque n'est pas immédiatement et automatiquement restituée en entier au monde externe sous forme de mouvement musculaire, elle ne s'arrête pas dans les centres subalternes pour y frayer de nouvelles voies, mais se rend directement à la couche corticale.

Cette prépondérance des centres corticaux va de pair avec le grade zoologique de l'animal et, à mesure qu'elle augmente, les cas douteux pour lesquels il n'existe point de mécanisme prêt à agir immédiatement, qui demandent de la réflexion, passent de plus en plus à la compétence exclusive des centres corticaux ; il s'ensuit que la conscience et la volonté abandonnent de plus en plus les centres subalternes et se concentrent de plus en plus dans les centres supérieurs ; par conséquent l'activité des centres sensorio-moteurs aura son maximum de conscience, d'intelligence et de volonté chez les vertébrés inférieurs, ou chez les animaux tout à fait privés d'hémisphères cérébraux ; et ces facultés seront, contrairement à l'opinion de Maudsley, réduites au minimum chez les vertébrés supérieurs — surtout chez l'homme.

Il est facile de voir que le rapport entre la conscience et la désintégration fonctionnelle des éléments nerveux, tel que je l'ai indiqué au commencement, subsiste pour les centres sensorio-moteurs, de même que pour les centres corticaux de la moelle épinière.

En négligeant ce rapport les esprits les plus lucides tombent inévitablement dans la contradiction.

Nous avons vu que Maudsley considére les centres sensoriels comme des organes d'une dignité presque égale à celle des centres corticaux; eh bien, ailleurs, il dit que le fait que les animaux artificiellement privés de leurs hémisphères crient quand on les irrite, ne prouve pas que ces animaux *sentent la douleur*, mais seulement *qu'ils crient comme s'ils la sentaient.*

A cela je réponds que le raisonnement de Maudsley prouve encore bien moins que ces animaux *ne sentent pas* la douleur; car les cris, ou tout autre expression extérieure, sont les seuls signes objectifs qui nous révèlent la douleur ou tout autre sensation interne, dans un organisme quelconque, pourvu qu'il ne soit pas le nôtre: de sorte que, selon toute probabilité, ils indiquent la conscience et non l'inconscience; autant vaudrait en effet mettre en doute qu'un animal en pleine possession de ses hémisphères sente lorsqu'il crie; dans ce cas, comme dans l'autre, nous n'avons en faveur de la sensation que l'analogie ; bien plus, il faudrait douter de la conscience d'un homme *qui dit* qu'il a une sensation, car, strictement parlant, chacun de nous ne peut décider la question que pour son propre compte, et ne peut en aucune façon avoir *une preuve* qu'un autre individu sent quoi que ce soit, mais simplement constater *qu'il agit comme s'il sentait*, et puis se rappeler que si lui-même il agissait ainsi, il le ferait à la suite de telles ou telles sensations, et enfin conclure que probablement l'autre individu a des sensations semblables.

Néanmoins, l'analogie d'un homme à un autre est telle que nous n'avons sous ce rapport pas l'ombre d'un doute ; la certitude diminue, il est vrai, au fur et à mesure que l'organisme en jeu est différent du nôtre; elle diminue encore si cet organisme est mis dans des conditions anormales qui ne lui permettent pas de manifester toutes les réactions qu'il manifesterait s'il n'était pas mutilé, — mais jamais on ne pourra, tant qu'il y a une réaction, quelque imparfaite et partielle qu'elle soit, dire avec certitude que *rien n'a été senti*.

Au contraire, les seules preuves que nous ayons que des réactions réflexes quelconques puissent en général avoir lieu inconsciemment, sont fournies, je le répète, par l'observation subjective, qui nous enseigne, *à chacun de nous individuellement*, que certaines réactions ont quelquefois lieu consciemment en nous, ou plutôt en *lui*.

Plus loin, Maudsley met en doute que nous ayons jamais conscience d'une sensation, à moins qu'elle n'éveille une perception, « étant admis en thèse général que nous puissions avoir conscience d'une *simple sensation :* quand nous disons que nous avons une sensation, ce jugement implique la localisation de ce qui est senti à une partie quelconque du corps... »

Soit, mais quand nous sentons *sans* le dire, sans savoir que c'est *nous* qui sentons, ni *ce* que nous sentons, comme cela arrive dans la seconde phase du réveil après une syncope, n'avons-nous pas des sensations simples en l'absence de tout jugement ?

D'ailleurs Maudsley détruit lui-même cet argument en admettant, d'une part, que l'enfant nouveau-né a des sensations, bien qu'il ne les localise pas, et ne puisse le faire, de l'aveu de tout le monde, qu'au bout d'un certain temps; et, d'autre part, que les sensations confuses qui accompagnent les différentes activités organiques sont *senties*, bien qu'elles ne nous donnent pas de conscience *claire* ou de perception des causes dont elles proviennent; « sous le rapport de cette sensation organique, dit-il, nous sommes au niveau des animaux inférieurs qui ont une sensibilité générale sans organes spéciaux pour le discernement et la comparaison; et si un individu n'avait pas cette sorte de sensation il n'aurait probablement aucune notion de son moi. »

Cela est certainement incontestable, et je me suis efforcé de montrer qu'il en est réellement ainsi dans la première phase du réveil après une syncope; mais de ce que la *notion du moi* serait alors impossible, il ne s'ensuit nullement que la conscience impersonnelle n'existe pas; Maudsley semble ici confondre la conscience *du moi* avec la conscience *en général;* c'est de cette dernière qu'il s'agit dans ce moment, et nous avons vu qu'on ne peut pas en exclure l'existence, même dans la moelle épinière; à plus forte raison devons-nous l'admettre dans les centres sensoriels ; seulement, dans ces centres, elle n'est plus *tout à fait indistincte* comme dans la moelle épinière, qui manque d'organes spéciaux pour le discernement et la comparaison ; elle est *différentiée*, car à chacun des ganglions sensoriels pris isolément correspond une qualité particulière de sensation, une sensation *spécifique;* de plus, grâce à l'action réflexe de l'un à l'autre, ces ganglions, réunis fonctionnellement en « sensorium commune », ont tout ce qu'il faut *pour la comparaison et le discernement*, c'est-à-dire non seulement pour la sensation *inintelligente* et indéterminée, mais pour la *perception élémentaire*, pour un rudiment d'intelligence, une première distinction entre le moi et le non-moi, suffisante pour établir au moins le sentiment de l'unité du moi, en face des objets qui n'en font pas partie.

Ailleurs, Maudsley observe que de la présence d'un entendement rudimentaire, dans les ganglions sensoriels des animaux inférieurs, il ne suit nullement qu'il soit présent dans les ganglions sensoriels de l'homme ; « on peut soutenir au contraire, dit-il, qu'à mesure que les centres nerveux supérieurs se différencient pendant le cours de l'évolution, certaines fonctions, qui étaient diffuses dans les animaux inférieurs, se localisent en eux et arrivent à constituer leur privilège. »

Cela n'est pas douteux, et il y a très certainement *retrait* d'attributions, localisation de fonctions, pendant le cours de l'évolution; c'est même en cela que l'évolution consiste, et c'est pour cela que plus un animal est haut placé dans l'échelle zoologique, et plus ses hémisphères cérébraux sont développés, moins on pourra constater dans ses centres sensoriels de fonctions psychiques conscientes ; les actes sensorio-moteurs sont en effet en grande partie automatiques ; nous les appelons *instinctifs*.

C'est encore pour la même raison que chez l'homme la conscience et l'intelligence des centres sensoriels sont sans aucun doute réduites au minimum, précisément comme celles de la moelle épinière ; la conscience et, par suite, l'intelligence, se manifestent dans les parties du système nerveux où il y a encore quelque chose à faire, qui ne sont pas encore des mécanismes achevés, et dont l'automatisme laisse encore à désirer; car elles sont, comme nous savons, l'expression subjective de l'une des phases du travail d'acquisition et d'organisation.

Or, pour admettre que la conscience a complètement abandonné ces centres, et est devenue l'apanage exclusif des centres corticaux, il faudrait d'abord admettre que tous les actes sensorio-moteurs possibles et imaginables s'accomplissent au moyen d'un mécanisme préformé, à peu près comme les réactions spinales directes et immédiates des animaux supérieurs; mais, s'il est probable que la moelle épinière de ces animaux, à force de réagir d'une façon uniforme à des impressions uniformes, est arrivée au plus haut degré de mécanisme inconscient, cela n'est point du tout probable pour les centres sensoriels qui sont exposés à une variété infinie d'impressions, — et cela, non seulement de la part de toutes les influences externes aptes à mettre en jeu les différentes espèces de sensibilité, mais encore de la part d'un flux inépuisable d'influences internes, provenant, pour chacun d'eux, de tous les autres, et, pour tous ensemble, des hémisphères cerébraux. Il s'ensuit que, sauf les quelques actes automatiques, qu'ils accomplissent en vertu d'une organisation définitivement acquise par la race ou par l'individu, ils se trouvent à chaque instant dans la nécessité de pourvoir à des adaptations nouvelles, c'est-à-dire de faire ce que font les hémisphères, bien que, sans aucun doute, dans une mesure beaucoup plus restreinte que ceux-ci.

On voit, en somme, que si chez les animaux supérieurs la moelle épinière, dans laquelle la sensation réflexe n'existe pas, a été réduite par la prépondérance des centres céphaliques à un organe inconscient et automatique et surtout à un organe de transmission, les ganglions sensoriels ne sont pas aussi faciles à dépouiller de leurs attributions de centres indépendants et conscients, car ils sont le siège de la *sensation réflexe*, dont la vie psychique la plus élevée n'est qu'une complication croissante et infinie. C'est en eux que la simple *sensibilité organique* se transforme, grâce à la sensation réflexe, en *psychicité;* de sorte qu'il est inexact de dire, comme le fait Maudsley, qu'il n'y a *aucune démarcation* entre les actions réflexes de la moelle et celle des centres sensorio-moteurs; il y a au contraire une différence *très marquée* entre les premières et les dernières, — différence qui n'existe pas entre les réactions des centres sensoriels et celles des hémisphères; en effet, dans le premier cas, le passage est brusque, tandis que dans le second il est graduel; dans le premier nous passons d'un mode de fonctionnement *simple* à un mode *complexe;* dans le second nous passons seulement d'un mode *complexe* à un mode *plus complexe;* et la complication qui apparaît dans les centres sensoriels, la *sensation réflexe*, est bien réellement le germe rudimentaire de l'intelligence, que l'on pourrait définir : une complexité croissante de sensations réflexes corticales produites sous l'influence des impressions externes; aussi le passage, dans ce cas, n'implique-t-il aucun nouveau mode de fonctionnement; il s'effectue au contraire sans limite appréciable entre le moins compliqué et le plus compliqué; ce qui justifie cette autre assertion de Maudsley, qu'une séparation entre les centres sensoriels et les centres corticaux doit apparaître comme une pure abstraction.

Le résultat de cette étude peut être résumé ainsi :

I. *Dans la moelle épinière :* conscience élémentaire, impersonnelle, inintelligence; maximum chez les animaux inférieurs, minimum chez les animaux supérieurs; chez ces derniers, à l'état normal, il n'est point fait appel à la conscience spinale, parce que toutes les réactions qui sont de la compétence de la moelle s'accomplissent automatiquement, et que les excitations qui ne trouvent pas dans moelle de mécanisme prêt à les desservir, sont transmises sans retard aux centres céphaliques; c'est seulement dans les cas de complications expérimentales des conditions, que cette conscience est éveillée, en raison même de la désintégration étendue et profonde que de telles complications occasionnent; elle disparaît de nouveau au fur et à mesure que les nouveaux mécanismes s'organisent et se consolident.

II. *Dans les centres sensorio-moteurs* (fonctionnellement réunis en « sensorium et motorium communia ») : conscience individuelle, perception rudimentaire, germe d'intelligence; caractère intelligent et volitif des réactions, soumis à des conditions identiques à celles qui gouvernent l'intensité de la conscience spinale, mais avec cette différence que, grâce à la variété infinie d'impressions externes et internes qui mettent ces centres en activité, celle-ci n'est pas réduite à un mécanisme automatique complet, comme dans la moelle épinière, et contribue par conséquent toujours plus ou moins à la panesthésie de l'individu, en y apportant sa part de conscience.

III. *Dans les centres corticaux* (fonctionnant comme « intellectorium commune »), conscience intelligente, notion claire des rapports de l'individu avec les objets externes et de ces objets entre eux, d'où résulte le caractère intentionnel, franchement volitif des réactions : la conduite est réglée par les circonstances passées, présentes et futures, telles que l'individu les prévoit en vertu de l'expérience acquise; contrairement aux deux premières formes de conscience, celle dont il s'agit ici augmente avec le grade zoologique de l'animal, elle atteint son maximum chez l'homme. L'intensité de cette conscience et la qualité de son contenu, dépendent des mêmes conditions que celles qui règlent la conscience des centres sensorio-moteurs et spinaux.

IV. Enfin, *dans tout le système nerveux*, considéré comme organe de la fonction fondamentale de toute la vie de relation, —*de l'action réflexe*, — conscience ou inconscience de l'activité qui est en train de s'accomplir, selon la phase physiologique de cette activité et d'après la loi suivante :

La conscience est liée exclusivement à la désintégration fonctionnelle des éléments nerveux centraux ; son intensité est en proportion directe de cette désintégration et, simultanément, en proportion inverse de la facilité avec laquelle chacun de ces éléments transmet à d'autres la désintégration qui s'empare de lui, et avec laquelle il rentre dans la phase de réintégration.

IV

L'automate intellectuel.

Je puis commettre une erreur; mais il me semble que cet exposé, quelque incomplet qu'il soit, suffit pour montrer que la loi physique de la conscience que je propose est justifiée par les faits et s'applique également bien au fonctionnement des différents centres nerveux; loin de moi la pensée que ma loi soit une expression parfaite et complète du véritable état de choses, mais il me semble qu'elle en est une expression meilleure et plus complète que celles qu'il a reçues jusqu'à présent; car elle embrasse en même temps l'activité la plus intensement consciente et l'activité la plus inconsciemment automatique; elle vient de plus se poser comme trait d'union entre les opinions apparemment inconciliables de Lewes et de Maudsley et non pas en adoptant le « juste-milieu », mais en fondant les extrêmes en une synthèse conciliatrice.

Maintenant, revenons un instant, après coup, à l'opposition entre ces deux éminents psychologues.

Ni l'un ni l'autre ne soutient une thèse absolument fausse; mais chacun exagère ce qu'il y a de vrai dans la thèse qu'il soutient:

Lewes, trop préoccupé de la phase de désintégration cérébro-psychique, de la résistance des éléments centraux et de la difficulté de la transmission, voit la conscience partout.

Maudsley, trop préoccupé de la réintégration cérébro-psychique, du fonctionnement rapide des mécanismes préformés et de la facilité de la transmission, ne la voit nulle part; il s'ensuit que Maudsley croit pouvoir énoncer ce paradoxe que l'homme ne serait pas une moins bonne machine intellectuelle sans la conscience qu'avec elle, et que Lewes croit devoir s'indigner d'une pareille assertion :

« Supposer, dit-il, que grâce à de fréquentes répétitions les actes psychiques deviennent physiques, conduirait à la conclusion monstrueuse que lorsqu'un naturaliste, à force de travail assidu, s'est rendu maître de tous les caractères spécifiques d'un animal ou d'une plante et peut les reconnaître au premier coup d'œil, la rapidité et la certitude de son jugement prouvent que ce jugement est un acte mécanique et non un acte mental. L'intuition avec laquelle un mathématicien voit la solution d'un problème serait un processus mécanique, tandis que la lente et maladroite hésitation d'un novice en présence de ce même problème serait un processus mental; la perfection de l'organisme coïnciderait avec sa dégradation au niveau d'une machine ! »

Pour ma part, je ne vois en cela aucune matière à indignation, pas plus que dans le fait qu'un musicien, qui a péniblement appris les mouvements variés et délicats qu'il est obligé d'exécuter, avec une vive conscience de chacun d'eux pendant la période d'apprentissage, finit par jouer les morceaux les plus difficiles sans que ses mouvements, dont le mécanisme est alors définitivement organisé, occupent un seul instant sa conscience ; c'est même là une condition absolue de ses progrès et de sa virtuosité finale et sans cela il n'arriverait jamais à jouir de la musique, ni à la faire goûter aux autres.

Il ne peut en être autrement par rapport à l'activité intellectuelle et il n'en est pas autrement; en effet, *le processus mental conscient trahit une imperfection de l'organisation cérébrale*, car il indique, ainsi que Herbert Spencer l'a si bien vu et exposé, la présence d'une activité nouvelle, insolite, qui vient déranger l'équilibre de l'automatisme inné ou précédemment acquis, et qui ne trouve point de mécanisme préformé, prêt à la desservir ; les vibrations actives se déroulent inconsciemment jusqu'au moment où elles rencontrent des éléments centraux qui résistent à leur transmission; c'est à ce moment et à cette condition qu'elles deviennent conscientes; mais que la même activité se répète plusieurs fois, que les éléments résistants apprennent à la transmettre sans retard à d'autres éléments, — la limite entre le conscient et l'inconscient sera *ipso facto* déplacée, reculée : le conscient sort de l'inconscient et y rentre; mais la conscience ne cesse pas pour cela, elle se porte ailleurs, et continue; à mesure que des combinaisons d'un ordre inférieur sortent de son domaine, des combinaisons d'un ordre supérieur viennent l'occuper; la réduction d'un processus psychique simple à l'automatisme est la condition du développement mental, qui serait impossible sans cela : le naturaliste ne reconnaîtrait jamais une plante ou un animal au premier coup d'œil, s'il devait chaque fois avoir la vive conscience de chaque caractère isolément; le mathématicien ne concevrait même pas l'existence de problèmes plus élevés, s'il devait chaque fois avoir une conscience nette de la table de multiplication.

Eh bien, il en est ainsi dans toute notre vie psychique. De sorte que, au fond, le processus conscient est la phase transitoire entre une organisation cérébrale inférieure et une organisation cérébrale supérieure; il exprime la nouveauté, l'incertitude, l'hésitation, le tâtonnement, l'étonnement, une association imparfaite, une organisation inachevée, un manque de promptitude et d'exactitude dans la transmission, une perte de temps dans la production de la réaction; il indique que les voies nerveuses ne sont pas suffisamment déblayées et tracées avec assez de netteté pour permettre au stimulus de les parcourir sans s'arrêter, quel que doive être l'effet final : des mouvements réflexes ou des sensations réflexes idéationnelles; il montre en somme que la physiologie n'est pas encore devenue morphologie, et, dès qu'elle le devient, il disparaît, *mais il ne disparaît pas complètement et absolument*; il ne disparaît que là où le travail d'incarnation est achevé, pour se porter là où ce travail est à son début, *car la conscience accompagne toujours et nécessairement le défrichement du terrain cérébral, tandis qu'elle ignore le reste,* à moins qu'il n'y ait une combinaison nouvelle à former.

Voilà ce qui a échappé à Lewes et à Maudsley, au moment où celui-ci supposait qu'un homme puisse être une aussi bonne machine intellectuelle, avec la conscience que sans elle, et où celui-là s'indignait de l'idée que le perfectionnement de l'organisme coïncide avec sa dégradation au niveau d'une machine; la réduction de toute l'activité psychique à un automatisme inconscient ne serait possible que si l'évolution organique avait une limite infranchissable, si tout le travail requis pour atteindre cette limite était accompli, si la nature avait épuisé ses ressources et ne pouvait plus avancer. Mais tout ce que nous savons de l'évolution des êtres vivants nous dit au contraire qu'elle n'a aucune limite; voilà pourquoi la machine intellectuelle inconsciente de Maudsley est aussi impossible que l'indignation de Lewes est inutile.

En effet, si les processus psychiques qui aujourd'hui sont conscients, deviennent automatiques demain, loin de perdre pour cela toute conscience, nous aurons une conscience plus vive que jamais, mais son *contenu* sera une autre : elle n'abandonnera les actes psychiques qu'elle accompagne maintenant et qui nous semblent fort complexes, que lorsqu'ils nous sembleront fort simples, et cela pour accompagner des actes plus complexes, des idéations plus abstraites, des acquisitions d'un ordre plus élevé : l'écolier est conscient des chiffres isolés ou des opérations élémentaires qu'il doit apprendre, mais il n'a aucune idée des problèmes mathématiques plus élevés ; l'étudiant n'est plus conscient de ces opérations élémentaires, elles s'accomplissent instantanément et automatiquement dans son esprit, mais il est conscient des calculs plus complexes, des problèmes de l'arithmétique raisonnée et de l'algèbre qu'il est en train de digérer et d'assimiler ; il ignore cependant l'existence des problèmes des hautes mathématiques : ils sont lettre close pour lui ; le mathématicien enfin exécute en un clin d'œil, inconsciemment, les calculs les plus complexes, et manie les formules comme le pianiste manie les touches de l'instrument ; sa conscience n'est éveillée que par les problèmes les plus ardus des hautes mathématiques ; et à mesure que ceux-ci lui deviennent familiers, habituels, à mesure qu'il les saisit facilement et les résoud rapidement, ils occupent de moins en moins sa conscience ; elle les abandonne peu à peu pour passer à leurs résultats, à leurs conséquences, à leurs applications, à des combinaisons nouvelles, à des questions inconnues, — en d'autres termes, elle se manifeste de plus en plus *ailleurs*, là où l'évolution cérébro-psychique empiète sur des régions incultes, commence le travail de défrichement et plante les premiers jalons des routes de l'avenir ; c'est à la condition d'abandonner le simple, l'acquis, que la conscience s'élève au complexe et va à la conquête de l'inconnu.

Tel est le progrès cérébral ou intellectuel qui a tant fait dans le passé, qui fera plus encore dans l'avenir, et qui n'a d'autres limites que la plasticité évolutive possédée par une race ou par un individu. Le perfectionnement s'arrête nécessairement là où les conditions d'un développement ultérieur ne sont pas données, — mais il continue, aussi nécessairement, là où ces conditions se trouvent réunies.

Voilà pourquoi d'une part les animaux que nous nommons *inférieurs* restent au point où ils en sont : ils ont parcouru toute l'étendue du développement compatible avec leur organisation particulière ; et plus la correspondance organo-psychique qu'ils représentent est simple, plus aussi ils sont inintelligents et inconscients, c'est-à-dire instinctifs et automatiques.

Voilà pourquoi, d'autre part, de tous les animaux que nous nommons *supérieurs*, l'homme a pu se développer d'une façon tellement surprenante, qu'il s'est imaginé n'avoir plus rien de commun avec eux et s'est cru en droit de renier leur parenté ; ils ont épuisé les possibilités offertes par leur organisation plus pauvre et sont désormais condamnés à tourner fatalement dans le cercle d'un automatisme plus ou moins complet que lui seul a su rompre et élargir ; et lui, il l'a si bien élargi qu'il s'est ouvert un horizon infini d'acquisitions nouvelles de plus en plus complexes, où son activité consciente pourra s'exercer pendant des périodes interminables sans qu'il courre le risque d'être réduit à l'état d'automate intellectuel.

Deux conditions, toutefois, pourraient mettre un terme à l'orgueilleux *excelsior* de l'espèce humaine : le progrès psychique devra nécessairement s'arrêter un jour, soit en vertu d'une limite absolue entre le connaissable et l'inconnaissable, soit en vertu d'une limite également absolue de la perfectibilité organique du cerveau humain. Dans ces deux cas, il arrivera sans aucun doute à l'espèce humaine ce qui est arrivé à tant d'autres espèces animales d'un type différent, — aux insectes, par exemple; l'activité cérébrale prendra de plus en plus le caractère instinctif, réflexe, automatique, mécanique, et deviendra de moins en moins consciente.

Mais rassurons-nous : malgré le travail forcé, acharné, fébrile, auquel s'abandonne notre race, il est certain que longtemps avant que cette double limite soit atteinte, le refroidissement graduel du système solaire aura mis fin à la possibilité de la vie sur le globe terrestre...

Dirons-nous pour cela :

Après nous le déluge!

Non, nous aimons mieux dire :

Fais ce que dois, advienne que pourra!

CHAPITRE II

LA PERSONNALITÉ

La *conscience du moi* est un cas particulier de la conscience *en général* et doit, par conséquent, être soumise à la même loi, c'est-à-dire elle doit se manifester ou être absente selon que les éléments centraux qui concourent à sa production sont en train d'être désintégrés ou ne le sont pas, et elle doit se modifier si le fonctionnement de ces éléments est modifié; la chose est évidente dans les cas extrêmes de maladie mentale; elle l'est moins par rapport à l'état normal et aux états transitoires constitués par des troubles mentaux légers, passagers, périodiques ou permanents (l'hystérie, par exemple). C'est de cette partie du sujet que je vais m'occuper dans le présent chapitre.

Nous n'avons aucune conscience de notre identité avec le petit être mesquin que nous étions au moment de notre naissance. Le sentiment d'être la continuation du même individu ne commence que beaucoup plus tard, à une époque très variable suivant les individus, avec le premier souvenir net et persistant d'un état de conscience clairement perçu. Ce n'est point la conscience *en général* que nous dénions au nouveau-né, mais la conscience *du moi*. Il est évident qu'il a des sensations, mais il est tout aussi évident qu'il ne les localise pas; il ne saurait le faire, puisqu'il faut pour cela le concours de plusieurs sens, effet d'un groupement de circonstances qui ne peut avoir lieu chez lui.

Sans doute, les sensations qui proviennent de deux points différents du corps doivent avoir, même pour le nouveau-né, chacune un caractère spécial; mais pour apprendre à les distinguer, à les attribuer à un point plutôt qu'à un autre et surtout à en référer l'origine à des objets externes, une longue expérience est indispensable; la fréquente répétition de ces sensations doit rendre possible leur reproduction subjective associée à l'image de la partie du corps dont elles proviennent ou des objets externes qui les produisent; l'enfant ne peut donc arriver que peu à peu à concevoir une topographie de plus en plus complète de son propre corps et à savoir en distinguer les différentes parties les unes des autres et des objets qui ne lui appartiennent pas. Or, comme toutes les parties de notre corps sont mises en communication entre elles au moyen des centres nerveux, comme ceux-ci reproduisent subjectivement l'image de plusieurs de ces parties ou de leur totalité, lorsqu'une seule est excitée, comme enfin cette reproduction est nécessairement la plus fréquente de toutes, le *moi* prend l'habitude de se considérer comme un individu, comme un tout, *un et indivisible*, et de s'opposer comme tel au *non-moi*. Dès lors, il a la conscience de son moi; mais c'est encore une conscience à bien courte échéance; pour qu'il ait aussi le sentiment de la *continuité* de ce moi, il faut que la mémoire soit arrivée à un haut degré de développement, ce qui ne peut avoir lieu que beaucoup plus tard.

C'est la mémoire qui est la pierre angulaire de cet édifice personnel.

Il s'agit de savoir jusqu'à quel point cet édifice, une fois formé, possède une unité et une continuité réelles, ou apparentes, ou imaginaires.

Selon le préjugé populaire, la conscience du moi accompagne constamment toutes nos pensées et tous nos actes, et ne s'interrompt que rarement, pendant le sommeil sans rêves ou pendant l'évanouissement.

Mais l'observation attentive de nous-même ne confirme point ce préjugé : une impression violente physique ou morale nous absorbe si complètement et s'empare si bien de tous les éléments sentants, que des impressions qui, à tout autre moment, eussent éveillé notre attention, passent inaperçues; le *sensorium* ne donne plus audience aux nouvelles images qui se présentent, toute la conscience est prise par la pensée prédominante, à tel point qu'à côté de celle-ci il n'y a plus de place pour aucune autre, pas même pour celle du sujet qui la subit; pendant ce temps, la conscience de nous-même est donc interrompue. Il est vrai que plus tard nous nous souvenons que c'est *nous* qui avons eu cette impression ; nous sortons d'une espèce de rêve sans sommeil : c'est qu'alors nous ne sommes plus sous l'empire de l'impression qui nous absorbait ; elle est passée ; il suffit, d'ailleurs, que ce souvenir la rappelle vivement, pour qu'elle envahisse de nouveau toute la conscience et pour que nous perdions de nouveau notre subjectivité, en nous transformant, par rapport à la conscience, en quelque chose d'impersonnel.

Si l'on y prend garde, on se convaincra facilement que cela arrive toutes les fois que nous réfléchissons profondément à quelque chose, toutes les fois que le penseur suit avidement le déroulement logique et sa pensée, toutes les fois que l'imagination du poète ou de l'artiste est en train de créer ; la personnalité disparaît alors ; la conscience n'est plus *nôtre;* elle est prise tout entière par l'objet de la pensée ; le penseur devient la pensée et il n'y a plus de *moi*. La même chose arrive, en dehors de ces cas extrêmes, à chaque instant de notre vie journalière ; lorsqu'il y a, par exemple, à vaincre des difficultés matérielles qui s'opposent à la manifestation de notre pensée : quand il faut l'écrire, ou tailler le crayon pour pouvoir l'écrire ; alors la conscience de nous-même n'accompagne pas constamment les pensées qui se suivent, ou bien elle est incomplète, partielle.

Selon, par exemple, que nous imaginons être occupé d'une recherche scientifique, ou bien de notre toilette, le contenu de la conscience sera autre ; il sera formé tantôt par l'image de tout notre corps, assis et courbé sur un livre, tantôt par le pied qui s'efforce de pénétrer dans une chaussure nouvelle et par les mains qui tirent sur la chaussure; le fractionnement du *moi* sera d'autant plus complet que l'attention sera plus fortement concentrée sur l'un de ses fragments; tout à coup nous nous souvenons que nous sommes *nous*; une image totale, rapidement esquissée, vient remplacer l'image partielle; mais l'image totale n'est qu'une « restauration » de l'individu, pour ainsi dire; la mémoire le restaure, à peu près comme les géologues restaurent les animaux fossiles, au moyen des fragments qu'ils trouvent; c'est une synthèse momentanée des images personnelles qui ont tour à tour rempli toute la conscience et pendant la prépondérance desquelles il n'y avait pas, à proprement parler, de conscience du *moi*, mais seulement une conscience de l'*objet des pensées*, qui, dans le cas particulier, se trouvait être une partie du moi.

Les seules pensées pendant lesquelles nous gardions un vif sentiment de nous-mêmes, sont celles dont l'image totale de notre personne est une partie intégrante et nécessaire ; ainsi, lorsque nous réfléchissons à certaines données scientifiques, aux hypothèses qu'elles suggèrent, aux expériences qui pourraient confirmer ces hypothèses, aux conséquences qui en découleraient, la conscience de nous-mêmes n'y est pas.

Il en est autrement dès que nous venons à nous représenter la manière de mettre en exécution une expérience particulière : la pensée est alors nécessairement accompagnée par la représentation des mouvements requis, de leur forme, de leur rapidité, de leur énergie, c'est-à-dire par l'image du *moi* agissant, en différentes positions et de différentes manières (dont nous contemplons l'effet, évoqué en nous par une série de sensations réflexes ou de représentations *anticipées*, dues à notre expérience antécédente) ; il en est surtout ainsi toutes les fois que la sensation nommée *volonté* fait partie de la pensée, car c'est le moi en action qui est alors l'objet principal de la pensée et qui la constitue tout entière, de sorte que si cette pensée venait à cesser, sans être immédiatement remplacée par une autre, la conscience du moi cesserait avec elle et il ne resterait rien du tout; notre activité intérieure, notre individualité auraient disparu; c'est ce qui arrive, en effet, au moment où une syncope vient interrompre le courant des idées pour un temps plus ou moins long et quelquefois pour toujours.

Mais, à part ce cas exceptionnel, la pensée dont le moi faisait partie est aussitôt remplacée par une autre, impersonnelle; après avoir réfléchi aux manipulations de l'expérience, nous en considérons de nouveau les conséquences et alors l'individualité s'efface de nouveau, le moi disparaît.

L'idée du moi n'est donc point un élément aussi constant de la conscience que l'on est porté à le croire; mais comme elle se produit très souvent, plus souvent même que tout autre, puisqu'elle est à chaque instant évoquée par l'action réflexe intercentrale (autrement dite : association des idées) et imposée par elle aux pensées qui se suivent ; comme l'action réflexe n'a point d'habitude plus constante et plus invétérée que celle de compléter le moi, en esquissant son image totale, dès qu'une sensation quelconque évoque l'image d'une de ses parties ; comme il est presque inévitable qu'une légère indication de la totalité accompagne toute image partielle (de même que les sons harmoniques, qui constituent l'accord complet, accompagnent le son produit par l'une des cordes isolément) ; comme, enfin, l'image totale est presque toujours *à peu près* la même, tandis que les images partielles se suivent et ne se ressemblent pas, — il est naturel que l'image totale prédomine dans l'esprit de ceux qui ne sont pas habitués à s'observer attentivement et produise l'illusion d'une continuité qu'elle est loin d'avoir.

Ainsi, le moi peut quelquefois être *complètement absent* de la panesthésie ; celle-ci peut, au contraire, être quelquefois constituée tout entière par une image *partielle* du moi ; elle ne prend le caractère de véritable conscience du moi que lorsque l'image *totale* de nous-même est l'un des facteurs principaux des pensées qui nous préoccupent.

Voyons maintenant si au moins toutes les fois qu'elle apparaît, elle est identique à elle-même.

M. Taine (1) donne une longue citation de l'ouvrage du Dr Krishaber sur une maladie des centres nerveux qui altère sensiblement la panesthésie des malades et a pour conséquence une métamorphose plus ou moins complète de l'idée qu'ils se font de leur moi. M. Taine pénètre d'emblée toute la portée psychologique de ce fait et il en conclut :

« Que le moi, la personnalité morale, est un produit dont les sensations sont les premiers facteurs, et ce produit, considéré à différents moments, n'est le même et ne s'apparaît comme le même, que parce que ses sensations constituantes demeurent toujours les mêmes ; lorsque, subitement, ces sensations deviennent autres, il devient autre et s'apparaît comme un autre ; il faut qu'elles redeviennent les mêmes pour qu'il redevienne le même et s'apparaisse de nouveau comme le même. »

(1) Taine, *Revue philosophique*, vol. II, 1876.

Cette conclusion n'est pas nouvelle pour la physiologie ; celle-ci va même un peu plus loin et prétend que, comme la panesthésie ne redevient *jamais exactement la même*, le moi ne le redevient pas non plus, et que, par conséquent, à différentes époques de la vie, il diffère considérablement de lui-même, de sorte que, ce qui a lieu dans la névropathie cérébro-cardiaque, n'est qu'une *exagération* de ce qui a constamment lieu à *l'état normal*.

Ordinairement le moi se maintient *à peu près* le même, pendant des périodes plus ou moins longues de la vie, parce que, alors, le produit des sensations présentes et passées, périphériques et centrales, est aussi *à peu près* le même ; mais il devient un autre au fur et à mesure que ce produit devient un autre. Les modifications du moi dépendent tantôt de conditions physiologiques (passage de l'enfance à l'adolescence, de celle-ci à l'âge mûr, de celui-ci à la vieillesse), tantôt de conditions toxicologiques, et sont alors soudaines et profondes comme l'action des substances qui les produisent (influence de l'alcool, de l'opium, de la morphine, du vin, du café, etc., en un mot de tous les *aliments nerveux*) ; elles dépendent, enfin, de conditions pathologiques et sont alors plus ou moins rapides, continues, rémittentes, intermittentes ou définitives, selon le siège, la nature et la marche de la maladie dans les cas particuliers ; nous reviendrons plus tard sur ce sujet.

Notons, pour le moment, que nous sommes souvent frappés, même par les métamorphoses physiologiques du moi, et que nous avons quelquefois beaucoup de peine à nous reconnaître dans l'une de nos phases passées, à tel point que J. Foster a pu donner à ce fait l'expression humoristique suivante : « Dans le cours d'une longue vie, un homme peut être successivement plusieurs personnes, si dissemblables que, si chacune des phases de cette vie pouvait s'incarner dans des individus distincts, et si l'on réunissait ces divers individus, ils formeraient un groupe très hétérogène, se feraient mutuellement opposition, se mépriseraient les uns les autres et se sépareraient vite sans se soucier de se revoir jamais. »

On nous objectera peut-être que si le moi n'était qu'une forme interrompue et variable de la panesthésie, il ne saurait nous fournir qu'un chaos d'images isolées sans aucun lien entre elles, comme les pierres destinées à former une mosaïque, accumulées pêle-mêle, sans ordre ni rapport les unes avec les autres.

Je réponds qu'il n'en est rien et qu'il en est, au contraire, de la personnalité morale exactement comme de la personnalité physique. L'unité et la continuité du moi psychique, en tant qu'elles existent réellement, ne sont nullement mises en danger par les observations précédentes, pas plus, en vérité, que l'unité et la continuité du moi physique, que personne ne conteste, ne le sont par le fait de l'incessant échange de matériaux entre le corps et le monde extérieur (1). D'ailleurs, les changements que subit la personnalité psychique, de même que ceux de la personnalité physique, ne se laissent constater, sauf les cas exceptionnels, qu'à de longs intervalles, et nous avons toujours la tendance à les nier, à les croire nuls ou pour le moins insignifiants, jusqu'au moment où leur évidence s'impose à nous et nous oblige à courber la tête, — quelquefois aussi à la relever.

(1) Voy. Maudsley, *Body and Will*, p. 77.

Grâce à l'enregistrement des impressions dans les éléments centraux et au mécanisme des sensations réflexes, à l'ensemble desquels nous donnons le nom de *mémoire*, toute sensation est immédiatement suivie de la représentation de beaucoup d'autres, passées; celles-ci évoquent, à leur tour, l'image d'un grand nombre d'autres, plus anciennes encore, et ainsi de suite; ces souvenirs de nos états de conscience successifs, synthétisés et fondus en un tout, font en sorte que le moi se complète et se reconnaît au milieu de ses vicissitudes, assiste simultanément aux différentes phases de son développement et sent plus ou moins vivement qu'il est la continuation de ce qu'il était, bien qu'il ne soit plus exactement le même et qu'il soit un autre; s'il ne se souvenait pas d'avoir été un autre, il ne saurait pas qu'il est le même; aussi le sentiment de sa continuité et de son unité lui manque *complètement*, lorsque la mémoire fait défaut. En effet, nous ne l'avons point du tout par rapport à la première période de notre existence; nous n'avons qu'une idée subséquemment acquise, par » ouï-dire « et par analogie, d'être la continuation du petit enfant auquel notre mère a donné le jour; c'est par le *raisonnement* que nous arrivons à cette conclusion, mais le *sentiment* d'avoir été cet être-là manque absolument; il ne commence qu'avec le premier souvenir net et persistant d'un état de conscience clairement perçu et dûment enregistré.

Il résulte de cette exposition que ce « groupe de phénomènes » (comme dit M. Renouvier) que nous appelons le *moi*, c'est la panesthésie dans les moments où elle n'est pas impersonnelle; que sa continuité et son unité, toutes deux fort relatives, sont dues exclusivement à la mémoire; enfin que son identité n'est qu'une illusion plus ou moins durable.

Quelque évidente que soit cette conclusion, il ne sera pas inutile de citer quelques exemples à l'appui; je laisserai complètement de côté les modifications toxicologiques du moi: elles sont trop connues de tout le monde pour qu'il soit nécessaire d'y insister; je m'arrêterai de préférence sur ses modifications pathologiques.

Parmi ses transformations physiologiques, la plus frappante est celle qui a lieu au moment de la puberté; personne ne doute des changements profonds qui surviennent alors dans le moi physique; mais en général on ne se rend pas compte du fait que les changements psychiques qui les accompagnent ne sont pas moins profonds; voici comment s'exprime à ce sujet un des aliénistes les plus distingués, qu'une mort prématurée a ravi à la science, W. Griesinger (1):

« Un des exemples les plus évidents et les plus instructifs, au point de vue des conditions de l'aliénation, d'un renouvellement et d'une métamorphose encore physiologique du moi, nous est fourni par l'étude des phénomènes psychiques qui se passent à l'époque de la puberté. Avec l'entrée en activité de certaines parties du corps, qui jusque-là étaient restées dans le calme complet, et avec la révolution totale qui se produit dans l'organisme à cette époque de la vie, de grandes masses de sensations nouvelles, de penchants nouveaux, d'idées vagues ou distinctes et d'impulsions nouvelles de mouvement passent, en un temps relativement court, à l'état de conscience. Elles pénètrent peu à peu le cercle des idées anciennes et arrivent à faire partie intégrale du moi; celui-ci devient par

(1) Griesinger, *Traité des maladies mentales*, trad. par le Dr Doumic. Paris, 1865.

cela même tout autre, il se renouvelle et le sentiment de soi-même subit une métamorphose radicale. Mais, il est vrai, jusqu'à ce que l'assimilation soit complète, cette pénétration et cette dissociation du moi primitif ne peuvent guère s'accomplir sans qu'il se passe de grands mouvements dans notre conscience, sans que celle-ci subisse un ébranlement tumultueux, c'est-à-dire sans qu'il se produise une foule d'agitations diverses dans notre âme. Aussi est-ce principalement à cette époque de la vie que l'on voit survenir des agitations internes du sentiment et sans motifs extérieurs. »

Passons aux transformations pathologiques du moi; elles sont encore plus évidentes parce qu'elles sont plus soudaines et plus variées.

En 1873, le Dr Krishaber publia une monographie sur un état morbide qu'il appelle *névropathie cerébro-cardiaque*; la cause de cette affection paraît être une altération soudaine de la nutrition des centres sensoriels, produite probablement par une constriction locale tonique des vaisseaux sanguins, tandis que les centres supérieurs, les circonvolutions cérébrales demeurent à l'état normal. Il en résulte une perversion des sensations, c'est-à-dire des *éléments* de l'intelligence ; celle-ci continue à fonctionner régulièrement en tant que mécanisme logique, et cependant elle arrive à des résultats faux, parce qu'elle est forcée d'élaborer des données fausses et que ses conclusions logiquement justes, reposent sur des prémisses erronées ; le malade n'est pas fou ; au commencement il rectifie les croyances fausses que lui suggère l'étrangeté de ses impressions, il résiste à ces croyances, il les déclare illusoires : mais son ancien moi finit par s'épuiser et par succomber : il se croit transporté dans un autre monde, puis il croit qu'il n'est plus, enfin il croit qu'il est un autre. Je renvoie pour les détails à l'article de M. Taine et au volume du Dr Krishaber.

Dans d'autres cas il s'agit d'une altération locale ou réflexe des centres corticaux ; les sensations, comme éléments de l'intelligence, sont alors intactes et c'est l'*intelligence elle-même* qui est faussée par le fonctionnement morbide de son mécanisme.

Je choisirai, comme plus instructif, un exemple d'une telle maladie à symptômes intermittents, qui ont pour résultat ce qu'on nomme la *double conscience*.

En 1876, le Dr Azam (1) publia le cas suivant : Félida subit alternativement des périodes de tristesse taciturne et des périodes de gaîté et de loquacité; les premières deviennent de plus en plus fréquentes et prolongées et finissent par constituer son état habituel pour ne faire place qu'à de rares intervalles à une gaieté passagère. Pendant les périodes de tristesse, elle n'a aucun souvenir des périodes de gaîté, qui sont comme retranchées de sa conscience; pendant les périodes de gaîté, au contraire, elle se souvient des intervalles tristes; et tandis qu'elle se trouve dans l'un des deux états, c'est celui-là qu'elle croit fermement être son état normal; quant à l'autre, elle l'appelle sa maladie.

Le Dr Azam croit qu'il s'agit d'amnésie; cependant il considère les périodes *gaies* de Félida comme pathologiques et en attribue la cause à une constriction vasculaire dans les couches corticales.

(1) Azam, *Hypnotisme, Double conscience et altérations de la personnalité*. Paris, 1887. *Bibliothèque scientifique contemporaine*.

Je me permettrai d'exprimer à cet égard quelques doutes : s'il y a amnésie, ce n'est pas pendant les périodes gaies de Félida, puisque pendant ces périodes elle se rappelle de ses périodes tristes, mais bien dans ces dernières ; par conséquent ce sont celles-ci qui représentent l'état pathologique, et nous n'avons aucune raison de considérer l'état gai de Félida comme pathologique ; et en effet tous les autres symptômes hystériques dont elle souffre, y compris l'amnésie, appartiennent à ses périodes tristes ; la marche de la maladie me paraît indiquer que l'état taciturne et hystérique s'est développé lentement à l'époque de la puberté, qu'il a longuement persisté, interrompu seulement de temps en temps par de courtes périodes gaies et non hystériques, constituant des retours passagers à l'état normal ; cela est rendu encore plus probable par ce fait qu'à un certain âge, ces retours devinrent plus fréquents et plus prolongés ; ils suggèrent donc un pronostic favorable et font espérer que la guérison complète coïncidera avec l'époque où la cessation définitive d'une importante fonction périodique de l'organisme féminin entraîne habituellement celle des phénomènes dits *hystériques*.

Quoi qu'il en soit, ce qui nous importe en ce moment c'est que la différence dans le pli des sentiments et des pensées de Félida, en un mot dans son moi, pendant ses périodes alternatives, provient évidemment de ce que chacune de ces périodes est caractérisée par une panesthésie différente et qu'à chaque panesthésie correspond un moi différent; or, chacun de ces deux moi, tant que Félida se trouve dans l'une de ces périodes, elle le considère comme son véritable moi normal; elle a donc réellement deux consciences qui s'alternent, selon l'état que les influences morbides induisent dans son cerveau; une de ces deux consciences est totalement étrangère à l'autre, puisqu'elle en ignore l'existence; l'autre, au contraire, connaît la première, mais elle ne la connaît que pour la renier et pour la repousser comme quelque chose de maladif. Félida sait pendant l'une de ces périodes qu'elle est toujours la même, uniquement parce qu'elle se rappelle que quelquefois elle est une autre; elle n'en sait rien pendant l'autre période; dans le premier cas c'est l'identité du moi qui souffre; dans le second, c'est sa continuité qui est abolie. Qu'adviendrait-il si ce dernier état devenait permanent?

M. P. Janet a publié, à propos de cette importante observation, un article sur la notion de la personnalité; il cite l'exemple d'une marchande de poissons qui se croyait devenue Marie-Louise, mais qui se souvenait d'avoir été marchande de poissons, et il ajoute ces mots: « Dans ce cas, on voit bien la persistance du moi *fondamental* dans le changement du moi *extérieur*. Car c'était bien le même moi évidemment qui croyait être Marie-Louise, et qui *se souvenait* d'avoir été marchande de poissons. »

C'est donc bien la mémoire que M. Janet pose comme condition absolue de la prétendue identité du moi. Il s'ensuit que si un jour la marchande de poissons oubliait sa première condition, son moi « fondamental » cesserait *ipso facto* d'exister; et dans ce cas son moi « extérieur » ou accessoire deviendrait évidemment fondamental; c'est ce que l'auteur ne dit pas; il est trop spiritualiste pour le dire; heureusement c'est d'une telle évidence qu'il est presque superflu de le dire.

Néanmoins ce n'est ici, comme dans le cas

de Félida, qu'une supposition très probable.

Je crois donc nécessaire de citer encore quelques exemples pour montrer qu'il en est réellement ainsi, lorsque l'altération des centres cérébraux n'est pas passagère ou périodique, mais permanente et définitive. J'entends permanente et définitive par rapport aux éléments centraux qui contribuaient au moi disparu, qu'un nouveau moi remplace complètement, et cela sans que l'individu se trouve après coup dans un état pathologique; autrement, il suffirait de citer quelques cas de folie incurable. Ce que je tiens à faire ressortir, c'est non seulement qu'un individu peut perdre totalement son *moi* passé pour cause d'oblitération morbide de la plupart des éléments centraux, mais aussi et surtout qu'au fur et à mesure que d'autres éléments entrent en jeu et recommencent l'élaboration d'un autre moi, l'individu finit par posséder un nouveau moi absolument différent du premier et n'ayant aucune idée d'avoir jamais eu un rapport quelconque avec lui.

La machine cérébrale peut subir des avaries de différentes espèces; de même qu'une montre, elle peut s'arrêter, soit pour cause de corps étrangers venant empêcher le mouvement de ses rouages (c'est le cas des modifications toxicologiques du fonctionnement cérébral); soit pour cause de déplacement d'un ressort ou d'une roue (c'est ce qui arrive dans les cas de commotion pour cause traumatique); soit enfin pour cause de destruction d'une ou de plusieurs pièces et quelquefois de toutes (c'est le cas des amnésies permanentes, partielles ou totales). Cette grossière comparaison n'a pas d'autre but que celui d'indiquer la possibilité d'un rétablissement plus ou moins lent et plus ou moins complet dans un grand nombre d'affections semblables et la permanence de l'affection dans certains cas, à vrai dire, assez rares.

Exemples :

Le Dr Hoy rapporte l'observation d'un jeune homme, âgé de 19 ans, qui perdit connaissance à la suite d'une ruade d'une jument nommée *Dolly*, qui lui enfonça le crâne; aussitôt que l'os fut enlevé, il cria avec énergie : « Whoa, *Dolly!* » et regarda autour de lui avec surprise, s'étonnant de ce qui lui arrivait. Or, depuis l'accident il s'était écoulé trois heures; le patient n'avait aucune idée, aucune conscience d'avoir été frappé par la jument; la dernière chose qu'il se rappelât, c'est que la jument lui présentait son train postérieur et baissait les oreilles en arrière (1).

Une jeune femme mariée à un homme qu'elle aimait passionnément, fut prise en couches d'une longue syncope, à la suite de laquelle elle avait perdu la mémoire du temps qui s'était écoulé depuis son mariage inclusivement. Elle se rappelait très exactement tout le reste de sa vie jusque-là... Elle repoussa avec effroi son mari et son enfant et ne recouvrit jamais la mémoire de cette période de sa vie. Ses parents et ses amis sont parvenus à lui persuader qu'elle est mariée et qu'elle a un enfant; elle s'efforce de le croire, parce qu'elle aime mieux penser qu'elle a perdu le souvenir d'une partie de sa vie, que de les croire tous des imposteurs. Mais sa conviction, sa conscience intime n'y est pour rien : elle voit là son mari et son enfant, sans pouvoir s'imaginer par quelle magie elle a acquis l'un et donné le jour à l'autre (1).

Ces exemples montrent nettement que quel-

(1) Cité par Maudsley, *Pathologie de l'esprit*, p. 10

(2) Cité par Ribot, *Maladies de la mémoire*, p. 61.

quefois les rouages disloqués peuvent reprendre leur place et que d'autres fois quelques-uns des rouages peuvent être définitivement abolis, sans empêcher les autres de fonctionner ;

L'exemple suivant montrera que l'instrument cérébral peut être accordé différemment, de façon à donner alternativement deux musiques qui n'ont rien de commun entre elles ; c'est le cas de Félida exagéré et complété :

Une jeune dame américaine, au bout d'un sommeil prolongé, perdit le souvenir de tout ce qu'elle avait appris ; il fallut tout lui rapprendre. Elle fut obligée d'acquérir de nouveau l'habitude d'épeler, de lire, d'écrire, de calculer, de connaître les objets et les personnes qui l'entouraient. Quelques mois après, elle fut reprise d'un profond sommeil, et, quand elle s'éveilla, elle se retrouva telle qu'elle avait été avant son premier sommeil, ayant toutes ses connaissances et tous les souvenirs de sa jeunesse, par contre ayant complètement oublié ce qui s'était passé entre ses deux accès. Pendant quatre années et au delà, elle a passé périodiquement d'un état à l'autre, toujours à la suite d'un long et profond sommeil...

Elle a aussi peu conscience de son double personnage que deux personnes distinctes en ont de leurs natures respectives. Par exemple, dans l'ancien état, elle possède toutes ses connaissances primitives. Dans le nouvel état, elle a seulement celles qu'elle a pu acquérir depuis sa maladie, et cela va jusque dans les plus menus détails de sa manière d'être. Dans l'ancien état, elle a une belle écriture. Dans le nouveau, elle n'a qu'une pauvre écriture maladroite, ayant eu trop peu de temps pour s'exercer. Si des personnes lui sont présentées dans l'un des deux états, cela ne suffit pas; elle doit, pour les connaître d'une manière suffisante, les voir dans les deux états. Il en est de même des autres choses (1).

Pour réaliser la métamorphose complète et définitive du moi et la substitution d'une personnalité nouvelle au moi disparu, il n'y a plus qu'un pas à faire : il suffit que l'altération du cerveau soit telle que le retour au moi primitif soit à jamais impossible.

(1) Macnish *in* Taine, *De l'intelligence*, t. I, p. 165, et Combe, *System of Phrenology*, p. 173. Dans son *Traité des Maladies mentales*, Schrœder van der Kolk rapporte un cas tout à fait semblable.

Voici un exemple remarquable d'un cas de ce genre (1) :

Une dame anglaise de 24 ans, Mme H., mariée depuis un an, jouit d'une santé parfaite jusqu'à son mariage et pendant quelques mois après, quoiqu'elle fût en général d'une complexion délicate. Depuis elle commença à perdre l'appétit, à souffrir de mélancolie et à dormir plus longtemps que d'habitude. Calculant sur les effets favorables d'un changement d'air, elle se transféra en Écosse où elle fut observée par le professeur Sharpey, qui la trouva dans un état général satisfaisant, sauf, du côté de la vie psychique, une diminution de la mémoire et de l'attention et une somnolence exagérée. Bientôt cette dernière augmenta à tel point que Mme H. s'endormait souvent, à toutes les heures et dans toutes les positions, d'un sommeil profond sans rêves, interrompu seulement de temps en temps d'une secousse générale suivie de paroles incohérentes ; éveillée elle n'avait aucun souvenir de ce qui s'était passé, ni des choses qu'elle avait dites ; celles-ci étaient toujours des exclamations

(1) Rapporté par Carpenter dans le *Brain*, avril 1869.

d'aversion et d'horreur exprimées presque invariablement par les mêmes mots; il n'y avait qu'un moyen de la réveiller : c'était de la mettre debout et de la faire marcher; chaque fois qu'on la réveillait ainsi elle se montrait inquiète, affligée et pleurait longuement. Au mois de mai les symptômes s'aggravèrent : il devenait tous les jours plus difficile de la réveiller et enfin dans les premiers jours du mois de juin on ne put y parvenir. Elle dormit ainsi, sauf quelques courts moments de réveil, à de rares intervalles, jusqu'aux premiers jours du mois d'août. Pendant ce sommeil de deux mois on la nourrit au moyen de cuillerées d'aliments liquides; lorsque la cuiller venait en contact avec ses lèvres, elle ouvrait la bouche et avalait le liquide ; lorsqu'elle n'en voulait plus, elle serrait les dents et, en cas d'insistance, elle détournait la figure; elle paraissait distinguer les saveurs, car elle refusait obstinément certains mets.

De temps en temps elle prononçait les mêmes mots qu'auparavant, mais avec cette différence, très curieuse, qu'à présent elle les proférait avec une expression de satisfaction ou les chantait avec une douce mélodie. Ce sommeil ne fut interrompu que de temps à autre par quelques sensations douloureuses ; une fois par exemple, dix jours après le commencement de sa léthargie, on lui administra un médicament qui provoqua des maux de ventre ; elle se réveilla en criant : douleur ! douleur ! je vais mourir ! et en se tenant l'abdomen avec les mains ; calmée par des fomentations chaudes, elle resta éveillée pendant plusieurs heures, pendant lesquelles elle ne répondit à aucune question et ne reconnut personne, excepté une ancienne connaissance, qu'elle n'avait pas vue depuis un an. Elle la considéra longuement, puis la prit par les mains avec des signes d'une grande joie ; enfin, elle prononça le nom de cette personne, se mit à le répéter sans cesse et continua à le répéter, même après s'être rendormie. Vers la fin du mois de juillet le sommeil devint moins profond ; la malade donnait des signes d'être moins inconsciente ; il fut possible de la réveiller en lui ouvrant les yeux et en lui montrant un objet apte à fixer son regard ; elle riait alors et semblait s'amuser beaucoup ; toute son attention semblait concentrée sur cet objet et sur la personne qui le montrait ; mais la malade ne parlait pas et ne répondait à aucune question; enfin, au commencement du mois d'août, les interruptions de son sommeil devinrent de plus en plus longues et elle finit par ne pas dormir davantage qu'à son état normal. C'est alors qu'on s'aperçut dans sa vie psychique d'un phénomène tout à fait surprenant : elle avait complètement oublié *tout*, sa vie psychique était une *tabula rasa* complète, elle ne savait plus rien, à tel point que tout lui était nouveau : elle ne reconnaissait personne, pas même son mari ; elle était gaie, inattentive, distraite et remuante, et paraissait charmée de tout ce qu'elle voyait ou entendait, tout à fait comme un petit enfant. Peu à peu elle devint plus tranquille, plus sérieuse et plus attentive; sa mémoire, complètement abolie pour toute sa vie précédente, y compris la léthargie, se montra très active dans le présent.

On put alors commencer sa *rééducation* : elle recouvra une partie de ce qu'elle avait su avec une facilité très grande dans certains cas, moindre dans d'autres; il est remarquable que, quoique le procédé suivi pour recouvrer son acquis ait paru consister moins à l'étudier à nouveau qu'à se le rappeler avec l'aide de ses proches, cependant même maintenant elle ne paraît pas avoir conscience au plus faible degré de l'avoir possédé autrefois.

De plus, elle ne reconnaît personne, même parmi ses plus proches parents, c'est-à-dire qu'elle n'a aucun souvenir de les avoir connus avant sa maladie ; elle les désigne soit par leur vrai nom qu'on a dû lui enseigner, soit par des noms de son invention ; mais elle les considère comme de nouvelles connaissances et n'a aucune idée de leur parenté avec elle ; depuis sa maladie elle n'a vu qu'une douzaine de personnes et c'est pour elle tout ce qu'elle a jamais connu.

Elle a appris de nouveau à lire, mais il a été nécessaire de commencer par l'alphabet, car elle ne connaissait plus une seule lettre ; elle a appris ensuite à former des syllabes, des mots et maintenant elle lit passablement. Pour apprendre à écrire, elle a commencé par les études les plus élémentaires, mais elle a fait des progrès beaucoup plus rapides qu'une personne qui ne l'aurait jamais su.

L'aide apportée à son travail de réacquisition par ses connaissances antérieures dont elle n'a point conscience a surtout été efficace pour ce qui concerne la musique ; le mécanisme de l'exécution musicale semble même être resté presque intact. Il paraît de plus qu'elle possède quelques idées générales d'une nature plus ou moins complexe qu'elle n'a pas eu l'occasion d'acquérir depuis sa guérison.

Bref, au bout d'un temps relativement assez court, elle revint peu à peu à un état normal parfait et jouit d'une instruction suffisante, mais elle n'eut jamais le plus léger souvenir d'avoir possédé autrefois les connaissances réacquises, ni d'avoir vécu une autre vie. Sa seconde vie, assez longue, fut une vie à tous égards normale ; elle fut une épouse et une mère excellente, et vieillit généralement aimée pour ses qualités intellectuelles et morales et pour son zèle dans la bienfaisance.

Le Dr Camuset, dans la description d'un cas de « Dédoublement de la Personnalité » (1), observé sur un jeune homme de 18 ans, remarque avec raison que les cas de ce genre sont plus nombreux qu'on ne le suppose, mais qu'ils ne sont étudiés que depuis peu, car auparavant

(1) Camuset, *Annales médico-psychologiques*, janvier 1882.

ils laissaient les observateurs incrédules; « *ils étaient même*, dit-il, *embarrassants pour certaines théories.* » Et il ajoute : « Quel est donc ce *moi*, qui se métamorphose, qui s'oublie pendant une année? »

Nous répondrons avec Maudsley : ce *moi* n'est autre chose que l'*unité de l'organisme*, se révélant à la conscience; l'organisme *est* la personnalité; la conscience ne fait que nous le dire.

Le moi psychique est l'expression de l'état du moi physique, et il en suit nécessairement les vicissitudes et les oscillations; voilà pourquoi il varie avec les variations anatomiques, physiologiques, toxicologiques et pathologiques de celui-ci, et pourquoi on retrouve, même à l'état normal, un commencement de subdivision du moi, soi-disant *un*, en plusieurs moi plus ou moins divergents. C'est ce qui permet à M. Paulhan de dire (1) que l'homme est pour ainsi dire composé de plusieurs *moi*, qui ont un fond commun et se confondent jusqu'à un certain point, mais pas complètement; que l'on

(1) Paulhan, *Rev. philos.*, v. XIII, 1882, p. 639.

peut très bien couper artificiellement une personnalité en plusieurs morceaux et montrer que cette division correspond à quelque chose de réel (par exemple dans le moi privé et dans le moi public du même individu; dans le moi mari et père de famille et le moi tout différent que le même individu représente, lorsqu'il se livre au jeu, à la débauche; dans le moi de l'homme religieux et le moi du même homme, lorsqu'il vaque à ses affaires ou à ses plaisirs, etc.). De sorte que l'*unité* du moi n'est jamais complète et le fractionnement existe plus ou moins dans la plupart des cas, chaque moi partiel représentant à tour de rôle une des tendances dominantes de l'individu; ici, comme partout, l'état pathologique n'est qu'une déviation de l'état normal; celui-ci contient en petit ce que celui-là exagère.

Ajoutons, cependant, que l'homme atteint une unité d'autant plus complète que son caractère est plus *entier*, qu'il a subi pendant sa vie des métamorphoses moins brusques et moins profondes, qu'il y a moins de divergence entre son simple moi et son moi professionnel ou autre, et enfin, et surtout, qu'il y a plus d'harmonie entre ses idées morales et sa conduite.

Renforcer cette unité — tel doit être un des principaux buts de l'éducation.

FIN

TABLE DES MATIÈRES

TROISIÈME PARTIE

CONSCIENCE ET PERSONNALITÉ

ÉMILE COLIN. — IMPRIMERIE DE LAGNY.

HYPNOTISME

DOUBLE CONSCIENCE ET ALTÉRATIONS DE LA PERSONNALITÉ

Par le Dr AZAM

Professeur à la Faculté de médecine de Bordeaux

Avec une préface par M. le professeur CHARCOT

1 vol. in-16 de 284 pages, avec figures. . . . . 3 fr. 50

Tout le monde sait, chose incontestée aujourd'hui, que M. Azam fut un initiateur dans l'étude des phénomènes hypnotiques. Braid avait annoncé ses découvertes; les circonstances permirent à notre collègue de les contrôler et de les analyser.

La préface de M. Charcot met en lumière la part si importante prise par M. Azam dans l'étude de faits qui jadis tenaient du merveilleux et qui aujourd'hui n'étonnent plus personne.

Le volume qui vient de paraître devra être consulté par tous ceux, physiologistes ou psychologistes, qu'intéressent les recherches sur les phénomènes nerveux centraux.

Les études de M. le professeur Azam sont exposées avec lucidité; elles sont empreintes d'un cachet scientifique absolu et ne sauraient se prêter au moindre doute sur leur complète authenticité.

(*Journal de médecine de Bordeaux*, 13 février 1887.)

Aujourd'hui que l'hypnotisme est arrivé à conquérir définitivement sa place parmi les faits de la science positive, il y aurait de l'injustice à oublier les noms de ceux qui ont eu le courage d'étudier cette question à un moment où elle était frappée d'une réprobation universelle. M. Azam a été l'un de ces initiateurs; le premier en France il a cherché à contrôler par des expériences personnelles les résultats annoncés par Braid.

Les recherches de M. Azam n'ont pas seulement un intérêt historique; l'analyse y retrouve la plupart des phénomènes somatiques et psychiques d'anesthésie, d'hyperesthésie, de contracture, de catalepsie, que l'on a appris depuis cette époque à produire à volonté, selon un déterminisme rigoureux, en s'adressant à une catégorie spéciale de sujets.

(*La Loi*, 1er mars 1887.)

NERVOSISME ET NÉVROSES

HYGIÈNE DES ÉNERVÉS ET DES NÉVROPATHES

Par le Dr A. CULLERRE

1 vol. in-16 de 352 pages. . . . . 3 fr. 50

D'où provient l'extrême fréquence des désordres du système nerveux à l'époque actuelle, et comment l'éviter? Questions que se posent, sans pouvoir les résoudre, bien des gens intéressés cependant à voir clair dans leurs propres souffrances. C'est pour eux que le Dr A. Cullerre vient publier un fort intéressant volume, *Nervosisme et Névroses, Hygiène des énervés el des névropathes.*

A côté des préceptes purs de l'hygiène, qui forment comme le fond classique de son travail, et qu'il a traités en plusieurs chapitres d'une lecture facile, le Dr A. Cullerre a tracé à grands traits l'esquisse des influences nocives de la civilisation sur le système nerveux des *névropathes*, auxquels est dédié ce livre, dans lequel ils puiseront, s'ils veulent bien le parcourir, quelques enseignements profitables à leur santé.

(*L'Hygiène pratique*, 10 avril 1887.)

L'ACTIVITÉ CÉRÉBRALE

ÉTUDE DE PSYCHO-PHYSIOLOGIE

Par A. HERZEN

Professeur à l'Académie de Lausanne

1 vol. in-16 de 350 pages. . . . . 3 fr. 50

Au moment où les études de psycho-physiologie ont le privilège d'attirer l'attention de tous les esprits cultivés, M. le Dr Herzen aborde et résout le problème si troublant de l'activité cérébrale; il explique, non par des hypothèses, mais par des données scientifiques les plus précises, comment l'homme pense, sent et veut.

Son livre, empreint des doctrines modernes, sera favorablement accueilli, à la fois par les physiologistes et les philosophes.

ALLIOT (E.), *La Suggestion mentale et l'Action des médicaments à distance*, 1886. In-18, 86 pages. . . . . 1 fr. 50

BAILLARGER, *Des hallucinations*, des causes qui les produisent et des maladies qu'elles caractérisent. In-4, 214 pages. . . 5 fr.

BERJON (A.), *La Grande Hystérie chez l'homme*, phénomènes d'inhibition et de dynamogénie, changements de la personnalité, action des médicaments à distance, d'après les travaux de Bourru et Burot, par le Dr A. BERJON, 1886. Gr. in-8, 80 p. avec 10 pl. hors texte. 3 fr.

BOUCHUT, *Du nervosisme aigu et chronique* et des maladies nerveuses. 2e édition, 1877. 1 vol. in-8, 650 pages. . . . . . 6 fr.

CABANIS, *Rapports du physique et du moral de l'homme*. 8e édition. 1 vol. in-8, 780 pages. . . . . 6 fr.

CALMEIL, *De la folie*, considérée sous le point de vue pathologique, philosophique, historique et judiciaire, depuis la renaissance des sciences en Europe jusqu'au XIXe siècle. Description des grandes épidémies de délire simple ou compliqué qui ont atteint les populations d'autrefois et régné dans les monastères. Exposé des condamnations auxquelles la folie méconnue a donné lieu. 2 vol. in-8. 14 fr.

CERISE (L.), *Influence de l'éducation physique et morale sur la production de la surexcitation du système nerveux*. 1 vol. in-4, 170 pages. 3 fr.

CHAIROU (E.), *Études cliniques sur l'hystérie*, 1870. In-8, 143 pages. 3 fr.

FLOURENS (P.), *Recherches sur les fonctions et les propriétés du système nerveux*. 2e édition. 1 vol. in-8, 516 pages. . 3 fr.

GARNIER (Paul). *L'Automatisme somnambulique* devant les tribunaux. 1887. In-8. . . . . 1 fr.

GAVOY (E.), *L'Encéphale*. Structure et description iconographique du cerveau, du cervelet et du bulbe, par E. GAVOY, médecin principal de l'armée. Ouvrage couronné par l'Institut. 1886. 1 vol. in-4 de texte et atlas de 59 pl., in-4 en glyptographie, carton. 100 fr.

GINTRAC (E.), *Influence de l'hérédité sur la production de la surexcitation nerveuse*, sur les maladies qui en résultent, et les moyens de les guérir. In-4, 189 pages. . . . . 3 fr. 50

HAMMOND, *Traité pratique des maladies du système nerveux*, comprenant les maladies du cerveau, les maladies de la moelle et de ses enveloppes, les affections cérébro-spinales, les maladies du système nerveux périphérique et les maladies toxiques du système nerveux, par W. HAMMOND, professeur à l'Université de New-York. Traduction française, annotée par le Dr F. LABADIE-LAGRAVE. 1879. 1 vol. gr. in-8 de XXIV-1300 pages avec 116 figures, cartonné. 22 fr.

JENNINGS, *De la morphinomanie*. Diagnostic et traitement, 1887. In-8, avec tracés. . . . . 1 fr. 50

KUSSMAUL, *Les troubles de la parole*, traduction française, annotée par A. Rueff, et précédée d'une introduction par le professeur Benjamin Ball. 1884. 1 vol. in-8. . . . . 7 fr.

LACASSAGNE, *Des phénomènes psychologiques*, avant, pendant et après l'anesthésie provoquée. In-4. . . . . 2 fr. 50

LANDOUZY (H.), *Traité de l'hystérie*. 1 vol. in-8. . . . . 7 fr.

LANDOUZY (L.). *Des convulsions et paralysies* liées aux méningo-encéphalites fronto-pariétales. 1876. In-8, 248 p. avec 2 pl. 5 fr.

— *Des paralysies dans les maladies aiguës*. 1880. 1 vol. in-8, 362 pages. . . . . 6 fr.

LEGRAND DU SAULLE, *Les Hystériques*, état physique, état mental, actes insolites, délictueux, criminels. 1883. 1 vol. in-8, 625 pages. . . . . 8 fr.

LELUT, *L'Amulette de Pascal, histoire des hallucinations*. 1 vol. in-8 avec fac-similé. . . . . 6 fr.

— *Du démon de Socrate :* application de la science psychologique à celle de l'histoire. Nouvelle édition. 1 vol. in-18 jésus. . 3 fr. 50

— *Qu'est-ce que la phrénologie?* Essai sur la signification et la valeur des systèmes de physiologie en général et de celui de Gall en particulier. 1 vol. in-8, 438 pages.. . . . . 6 fr.

— *De l'organe phrénologique de la destruction chez les animaux*. In-8. . . . . 50 c.

LENTZ (F.), *De l'alcoolisme* et de ses manifestations, considérées au point de vue physiologique, pathologique, clinique et médico-légal. 1884. 1 vol. in-8, 564 pages. . . . . 10 fr.

LEURET (F.), *Du Traitement moral de la folie*. 1 vol. in-8. 6 fr.

LICHTWITZ, *Les Anesthésies hystériques* des muqueuses et des organes des sens et les zones hystérogènes des muqueuses. 1887. Gr. in-8, 182 pages.. . . . . 3 fr.

LUCAS. *Traité physiologique et philosophique de l'hérédité naturelle* dans les états de santé et de maladie du système nerveux. 2 volumes in-8. 16 fr.

LUYS (J.), *Iconographie photographique des centres nerveux*, 1873. 2 vol. in-4, comprenant 71 planches photographiques et 68 schémas, avec texte descriptif et explicatif. Cartonnés. 150 fr.

— *Des actions réflexes du cerveau* dans les conditions normales et morbides de leurs manifestations. 1874. In-8, avec 2 pl. . 5 fr.

— *Leçons sur la structure et les maladies du système nerveux*. 1875. In-8, 80 pages, avec 1 planche. . . . . 3 fr.

— *Recherches sur la mensuration de la tête* à l'aide de nouveaux procédés céphalographiques, 1886. In-8.. . . . . 1 fr. 50

MARC, *De la folie considérée dans ses rapports avec les questions médico-judiciaires*. 2 vol. in-8. . . . . 5 fr.

ÉMILE COLIN. — IMPRIMERIE DE LAGNY.